顺其自然的森田疗法

社交恐怖症的森田疗法

主　编　施旺红

副主编　王　娥　杨兴洁　孙守波　马佳雄

编　者　化　振　倪文娟　光辉岁月　沿途看世界

　　　　玫　红　靳宇琪　刘绍颖

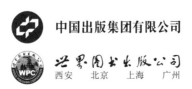

中国出版集团有限公司

世界图书出版公司
西安　北京　上海　广州

图书在版编目（CIP）数据

社交恐怖症的森田疗法 / 施旺红主编. —— 西安：
世界图书出版西安有限公司，2024.9
（顺其自然的森田疗法）
ISBN 978-7-5232-1064-2

Ⅰ. ①社… Ⅱ. ①施… Ⅲ. ①社交恐怖症—精神疗法
Ⅳ. ①R749.990.5

中国国家版本馆 CIP 数据核字（2024）第 073714 号

书　　名	社交恐怖症的森田疗法
	SHEJIAOKONGBUZHENG DE SENTIAN LIAOFA
主　　编	施旺红
责任编辑	马元怡　李　鑫
装帧设计	新纪元文化传播
出版发行	世界图书出版西安有限公司
地　　址	西安市雁塔区曲江新区汇新路 355 号
邮　　编	710061
电　　话	029-87214941　029-87233647（市场营销部）
	029-87234767（总编室）
网　　址	http://www.wpcxa.com
邮　　箱	xast@wpcxa.com
经　　销	新华书店
印　　刷	西安雁展印务有限公司
开　　本	787mm×1092mm　　1/16
印　　张	14.25
字　　数	220 千字
版次印次	2024 年 9 月第 1 版　2024 年 9 月第 1 次印刷
国际书号	ISBN 978-7-5232-1064-2
定　　价	56.00 元

医学投稿　xastyx@163.com　‖　029-87279745　029-87285296

☆如有印装错误，请寄回本公司更换☆

社交恐怖症又称社交焦虑症、对人恐怖症，是一种常见的心理障碍。社交恐怖症患者精神极度痛苦，严重影响其社会功能。严重者往往闭门不出，有更高的抑郁症倾向甚至自杀的危险性。有资料显示，美国社交恐怖症的患病率为 10%~13%。日本社交恐怖症的发病率占神经症的 30%，青少年发病率尤其高。在中国还没有确切的数据报告。

随着改革开放的深入发展，生活节奏越来越快，社会竞争愈演愈烈。我国已经进入独生子女成人化时代，许多父母对子女期望过高，对孩子的教育过分投资，忽视了对孩子社交技巧、耐受挫折力等心理素质的培养，许多刚步入社会的年轻人在人际交往方面出现了许多新的问题。在巨大的社会压力下，部分青少年不堪重负，厌学、闭门不出、离家出走、上网成瘾等，甚至患上一些心理疾病。社交恐怖症就是一种常见的心理疾病，它已经严重危害到了人们的身心健康。

2001 年，我去日本九州大学从事社交恐怖症及森田疗法的学习研究。回国后，我发现中国有很多社交恐怖症患者，由于其症状的多变性及复杂性，医生往往无法进行准确诊断，常常被误诊为精神分裂或其他精神障碍。许多患者求医无门，饱受社交恐怖症的折磨。我为国人对社交恐怖症的知识知之甚少的现状深感忧虑，从日本归国后就暗下决心，一定要写一本有关社交恐怖症的书。经过 7 年多的临床探索，在总结国内外专家临床经验的基础上，我终于于 2008 年出版了中国人主编的第一本《社交恐怖症的森田疗法》。这本书的出版引起了广大患者的共鸣，他们纷纷加入"网络森田疗法学院"（QQ 群 369256946），在这里学习践行森田疗法，分享或交流经验感悟，取得了良好的效果。还有一些朋友参加了我举办的森田疗法培训班，把自己运用森田疗法克服社交恐怖症的经历和经验总结出来。我读了他们的感悟之后受益匪浅。在广大朋友们的支持鼓励下，我决定在《社交恐怖症的森田疗法》基础上，汇集最新的研究进展及更多社交恐怖症朋友的经验感悟，再出新版。

本书首先对社交恐怖症进行了概述，然后重点探讨社交恐怖症的森田疗法。在写作中，我列举了大量病例、患者自述及康复者的体会，旨在使读者获得"共感"，从而更好地体会到森田疗法的妙处。在此，也深深感谢实践集团森田疗法的朋友们，是他们给我的写作提供了大量的素材和支持。

衷心感谢所有信任、支持我的朋友，没有你们的支持，就没有我的这本专著！

衷心感谢我的妻子和孩子。这几十年间，我几乎将所有的业余时间都用在学习日语、研究森田疗法上，很少陪伴你们，没有你们对我的理解和宽容，我不可能有完美的家庭和幸福的生活！

施旺红

2023 年 5 月于西安

目 录
Contents

第一章
社交恐怖症不是精神病

　　人是社会性动物，必须与他人交往才能在社会上立足、生存。可是，现代社会中有一大批这样的人：轻者，和人交往非常焦虑紧张；严重者，自闭在家不能出门，觉得马路上的人都在看自己，针对自己，从而丧失社会功能，甚至自杀。得了这种怪病，患者和家属都非常痛苦，到处求医，时间长了患者往往被诊断出许多疾病，特别是很多被扣上了"精神分裂症"的帽子。因为他们觉得别人针对自己，仅凭这一条就很容易被认为是被害妄想，常常被误诊为精神分裂症。

　　这类患者被当作精神病患治疗时，需要服用各种抗精神病药物，但几乎没有什么效果，患者为此痛苦不堪。有些患者甚至花了很多冤枉钱，让整个家庭都陷入绝望的境地。

　　本书第一章题为"社交恐怖症不是精神病"，目的就是让有这类烦恼的朋友放心，自己患的不是精神病。许多人得病多年医治无效，但仅仅通过阅读本书就可以缓解症状。在书中，我选用了部分患者学习森田疗法治愈社交恐怖症的经验感悟。大量事实证明，社交恐怖症不是器质性精神疾病，下面我先简单列举几条理由。

　　一、精神病患者不痛苦，痛苦的人没有精神病

　　社交恐怖症是典型的神经症，患者有清晰的自知力，感觉痛苦，有强烈的求治欲望，有明显的内心冲突。本质上和精神分裂症不是一类疾病。

　　早在 19 世纪，日本森田疗法学会第一任理事长高良武久就做了系统阐述。

在新闻报道和科普性医学刊物中，经常会有这样的文字描述："神经症如果进一步恶化就会成为精神病。"这句话从专业角度看是完全错误的。狭义的精神病的发病初期，不管其症状多么轻，也仍然是精神病的开始，但神经症的症状不管多么重，也仍然是神经症。所以，神经症决不会出现反常意识的异常行为。有时从外观来看，两者有相似之处，但实际上两者绝非一种病。对此本不应该有所顾虑，但有些神经症患者却经常担心自己得了精神病。有的患者在痛苦到极点时，总感觉自己已经成了精神病患者。还有的读了有关精神病的书籍，或道听途说，便认定自己已出现了精神病的症状。这无非是被精神病造成的恐怖所困扰罢了，这种人绝不是精神病患者。其实，总担心自己是精神病的患者，反而不容易患精神病。而实际上有可能患精神病的人，一般并不害怕精神病，即这种人根本没有精神病的疾病意识，他们根本觉察不到自己的精神失常。所以，精神病患者做出了异常的行动，自己却认为是完全正常的。从客观上看，他们没有自我反省能力。神经症患者与此恰恰相反，他们有极强的反省能力，连自己很普通的生理现象也担心是生了病，这与精神病患者完全不同。

在出现神经质强迫观念时，患者感觉自己身心的某个部位有缺陷，或出现病变，由于每日焦虑而影响了正常生活，有时患者自己也感到这是杞人忧天并想努力排解掉，却往往不能如愿。但患有精神病时，患者根本感觉不到自己的病变，因此也并不想要排解掉什么，即使有个别患者有这种意识也是极其微弱的。神经症患者都有种强烈的欲望，想要克服自己的弱点，过正常健康的生活。为此，他们付出了常人所不知的辛苦。从患者有无克服症状的意识及这种意识的强弱上就可鉴别神经症与精神病。我们切不可忽略这一重要的鉴别点。

强迫观念与精神病的妄想有时在表现上十分相似，临床经验较少的医生可能很难准确判断这两种完全不同的疾病。精神病中的妄想只见于精神病，一般指患者的完全不合情理的错误的思维。别人指出这种思维的错误，患者也不能对此加以纠正，仍认为这就是事实，不会有任何怀疑。强迫观念是一般正常的人都多少会有的一种思维和感受，强迫观念只会给人带来一定程度的慢性的苦闷，但精神病患者的妄想却大都脱离了人的正常思维，如强迫观念患者会认为自己的胃有严重的消化不良，而精神病患者大多坚信自己的胃已经破裂了。

对人恐怖患者对与人接触感到痛苦，但即使有这种痛苦，患者仍有强烈的欲望，希望接触较亲近的人，希望泰然自若地与他人交往，希望进一步参加社会活动。正因如此，才引起了心理冲突。精神分裂症患者只是单纯不愿见人，努力避免与人接触，他们并不想排除这种非社会性的态度和做法，也几乎没有想改变这种症状的意识。所以，精神分裂症患者与神经症患者有本质的不同，前者只是单纯不愿见人，后者除此之外，又讨厌自己的这种非社会倾向，应该说神经症患者忍受着双重的痛苦。精神病患者经常出现被害妄想，他们毫无根据地认为别人会伤害自己，认为自己总被人跟踪。神经症患者有时也会出现这种感觉，但同时他们又会意识到这可能是自己过分思虑的结果，从而仔细地分析判断，但绝不会像精神病患者那样，认为自己要被害而到处逃避。

总之，精神病患者的妄想含有非常离奇的内容，正常人很难理解。神经症患者在任何一方面都具有正常人的思维内容，如果患者坦白地说出自己的症状，则任何人都会觉得自己也有过类似的感觉。

二、社交恐怖症的症状绝大部分正常人也体验过

社交恐怖症患者在交际中，怕脸红，怕表情不自然，怕与人对视，怕讲话结巴，怕异性，怕余光看人……。总之，是怕被关注。也可以把这种恐惧理解为过度的怯场。一般人也会怯场，只是没有社交恐怖症患者广泛，程度也没有社交恐怖症患者强烈，并且更为重要的是，没有社交恐怖的患者意识和疾病意识。

举个例子，在我女儿4岁的时候，有一次，我和爱人带女儿出去玩，正巧遇到我爱人的一个男同事，那个男同事和我女儿说话，可我女儿却躲到妈妈的身后不敢露头，甚至都不敢看那个叔叔。后来，那个叔叔走了，女儿马上又活跃了起来，又蹦又跳，又说又唱，刚才的事情好像根本没有发生过。这件事让我在惊喜之余获得了重大发现。

我发现，原来心理问题和我们的意识有直接的联系。如果你没有意识到自己的问题，即便你真的存在这样的问题，你也不会痛苦。像我女儿一

样，她虽然害怕陌生的男子，但是她却没有对此进行好与坏的评价，她没有一个应该怎样不应该怎样的标准，对此也就不会产生过多的意识，自然这个事情也就不会影响她快乐无忧的生活。人的"意识"真的很有意思。当我们沉浸在游戏中，腿磕破了、手割烂了，这些正在发生的痛苦你竟然有可能会意识不到，而多年前的一次伤害却似一把尖刀总在你的心头一次次地刺入。这说明，人的意识或者说注意的焦点，是造成我们痛苦的一个重要因素！再回到我们所关心的社交焦虑问题上，一些并不认为自己有什么所谓社交恐怖症的人也会存在社交恐惧，如有些人见到陌生人也会产生焦虑感，有些人见到领导也会紧张，当众发言也会恐惧，不过，随着这个情境的消失，他们会自然而然地把注意力转移到其他的事情上，不再关注这些。而社交恐惧者一旦认为自己有社交恐怖症，就进入了社交恐怖症患者的角色，就会不自觉地戴上社交恐怖症的"帽子"。警察戴上警帽就有了职业警惕性，走在大街上或在公交车里，就会习惯性地以一种职业敏感性揣测谁是小偷，谁是坏人。一旦戴上社交恐怖症的"帽子"，你也就形成了一种持续的社交恐惧意识（这是社交恐惧者的职业敏感性），这个社交恐惧意识就好比前面所说的警察，你会无时无刻不在监视自己的社交表现及内心体验，并且极善于捕捉他人对自己的反应，只要社交上稍有不正常（这种不正常其实一般人也都会有），就会认为是社交恐怖症的症状，只要他人稍有看起来似乎"不太正常"的反馈，就认为自己的问题被人看穿了，并且自己也影响到了他人。其实，许多人都有社交恐怖问题，只不过，他们没有社交恐怖的意识，没有给自己扣帽子，也就不会总是草木皆兵，疑邻盗斧。还以我女儿为例，在那个叔叔走了之后，她立即又恢复了孩子的本性，又跳又蹦，无忧无虑，不会为刚才的那一幕耿耿于怀。而社交恐怖症者，却会让刚才那一情景在心中来回播放，这反反复复的消极心像会使伤害更深。身体上的伤只能伤害我们一次，而心灵的伤痕却让我们经历成百上千次的痛苦，我们会有意无意地反复回忆那些受伤的情景，这都是过分关注的结果。关注使原本正常的问题变得不正常，关注导致强化、泛化。结果，社交问题在关注、强化、恶化、更加关注、更加强化、更加恶化的恶性循环中发生了"质"的变化。一些社交恐惧者会认为，一般人也会有社交恐怖反应，但是和自己的不同，首先他们不会频繁地出现这种情况，其次程度上和广度上要轻得多。殊不知，正是我们自己的关注和强化导致了这种差别的产生，正是因为你总是认为"自己的问题和一般人的不一样"才导致问题出现了"质"的变化，因为你太在意了，太敏感了。

三、社交恐怖症患者有强烈的内心冲突

强烈的内心冲突也是社交恐怖症发病的重要因素。我女儿虽然很怕陌生的男子，但她却没有"不应该怕"的观念，自然也就不会形成负面的自我评价，当然就不会出现什么心理问题。心理问题很大程度上是理想自我和现实自我之间的巨大差距导致的，而这种差距，会使心理问题者不断地自我挫败，对信心的打击又会将理想自我和现实自我的差距不断拉大。于是，心理问题者就在这两股巨大而完全相反的力量作用下被撕碎，心灵痛苦便由此产生。在这样的心态下，你自然不能从容自在了。一般有社交恐惧的人都有自己理想的标准，而他们的表现却与这个标准相去甚远，痛苦因此而产生。我们可以这样假设，如果社会把害羞、内敛等看作是一种美德，那么就不会有社交恐惧者了。这样看来，对害羞的价值评价是非常重要的。如果认为见人紧张、害羞是丢人的，当出现害羞反应时，"不应该出现"的观念就会与害羞反应立即产生强烈的冲突，迅速导致反应的泛化，这种内心冲突正是导致社交恐怖症的内在心理机制，不消除这种冲突，社交恐怖症则很难治愈。

四、社交恐怖症实质是对自己的恐惧

李子勋老师专门对社交恐怖症有过精辟的论述：社交恐惧是对自己的恐惧。具体论述如下。

社交恐惧是人类独有的奇妙的现象。在动物世界里，看不到这样的现象。如果它们彼此排斥，也多半是为了生存的疆界、领地、食物与配偶，或者喜欢独居的习性。动物这样的排斥是朝外的，社交恐惧看起来是对某些人的排斥，实质上是朝内的，是自己对自己的排斥。感觉自己在他人眼里不完美、可笑、滑稽，甚至从别人眼里读出自己内心的可耻、卑劣、病态，把他人正常的行为、声音、表情看成是对自己的厌恶、藐视。站在自己对面的人毫无察觉，社交的真正意义也消失了，他客观上成为自我的一

面照妖镜。一个人陷入对自己的排斥几乎是一种无解的心理困境，这种困境会激发一种强烈的神经症冲突，伴随明显的紧张、恐惧、脸红、出汗、激越，甚至逃跑。对自己的不喜欢又怎么逃得掉呢？社交恐惧引发的内心痛苦、羞耻感、自我否定，甚至是自我憎恨会让资深的心理专家吃惊！有时候，仿佛感觉只有渴望死才能稍微平息那种自己对自己的愤怒。

每当我面对社交恐惧的人时，我的内心会充满对文化的敬畏。有社交恐惧的人内心都有那么一个超然、完美、权威的"我"，他用苛刻的"必须"来控制自己，当社交中稍有不完美，一种强烈的自我否定、贬低、谴责之感立即腾升。是谁让人内心产生这么强大的超我？自然是动物们不具有的文化。文化激发人对自尊、理想化自我、荣誉的过度追求，结果导致一种反向，对自己产生一种神经质的压抑与否定。东方文化的耻感可能是造成自我排斥的重要原因之一，所以社交恐惧症患者中黄种人居多，日本的心理学家干脆把它称为"恐人症"。

不过，社交恐惧还有更深层的意义，一般聪明的、敏感的、有些神经质的人容易陷入这样的困境，而这类人恰好是具有创造力的人。正如蜂群只需要一个蜂王一样，自然那些可能成为蜂王的蜜蜂早早会被排斥出局。神经症冲突是达成自我毁灭的捷径，优秀的人经过这样的折磨变得平庸而失去竞争力。那么自我如何解读社交恐惧就很重要，如果你认为你的社交恐惧是一种病，你会得到沮丧、病态行为和失败。如果你只是解读为我不爱社交，那么你会得到时间、知识和内心宁静。社交是要花精力的，哲学、政治、文学、科学上有成就的人，多半是不喜欢社交的一群。

对社交恐惧的治疗多半不是针对恐惧本身，而往往是针对如何接受恐惧，并克服对社交环境的回避行为。我在医科大学精神科实习的时候，在门诊接待了一名22岁的女孩。她的问题是不敢谈恋爱，每当有人要给她介绍男朋友，她会因惊恐而晕厥。带教医生已诊断她为社交恐惧，因为社交恐惧开始只是针对某种特定的人发作，然后恐惧泛化到很多人。心理治疗时，开始女孩跟医生谈她的问题时还很流利，后来医生就指着我对那个女孩说："好，你现在就把他当成你的男朋友做脱敏吧。"话音刚落，她突然非常紧张，脸唰地一下就红了，头低了下去，声音也颤抖了，人仿佛快不行了。

女孩的妈妈给她介绍了一个对象，下个礼拜要她去见个面怕她犯病，所以前来求治。医生对女孩说："你先不要急着跟他谈朋友，你去跟他见一面，问清楚他的名字和年龄，回来告诉我就可以了。"复诊时，妈妈说这次她的表现不错，跟那个男孩谈了有半个多小时。女孩谈到当时情景时说："因为我想的只是去问他的名字，没想那么多。"实际上医生是在做渐进性脱敏治疗。只是医生把女孩去见男友这个行为的意义改变了，过去她见男朋友是为了结婚，而现在见是去问医生想知道的信息。医生通过重新建构相亲的意义，转移了她内心的焦虑，使她的社交恐惧症状减轻。

坦诚地接纳自己，承认自己不善社交，允许自己不完美甚至接受自己有些另类、讨人嫌，是根治社交恐惧的良方。

第二章
社交恐怖症的概念由来和症状分类

一、社交恐怖症的概念由来

对于绝大多数人来说，在社交活动中感到不好意思和没有自信，在公众面前演讲，甚至和别人约会时紧张，出现心跳、手抖或感觉神经性发抖，这些焦虑反应是暂时的，很快会消失，并不会影响正常生活和学习。但是如果这些焦虑反应影响你的正常生活和学习，成为一种严重的问题——社交恐怖症，这就必须引起人们的重视。

1846年德国学者Casper最早报道脸红恐怖。之后Westphal在1877年报道了同样的病例。1903年Janet将其命名为"交际恐怖"或"社会恐怖症"，1929年Stoekert以"接触神经症"命名此类疾病，Sehilder又称之为"社会神经症"。虽然欧洲专家最先报道，但他们没有对此类疾病给予足够的重视。

1966年，英国学者Marks提出"社交焦虑"（social anxieties）的概念；1970年，Marks又提出了"社交恐怖症"（social phobia）的概念。1980年，美国《精神疾病诊断和统计手册》第3版（DSM-Ⅲ），将社交恐怖症作为焦虑性障碍的一种类型沿用至今。

DSM-Ⅳ关于社交恐怖症的分类定位：

焦虑障碍

惊恐障碍不伴广场恐怖

惊恐障碍伴广场恐怖

广场恐怖，无惊恐障碍病史

特殊恐怖症

社交恐怖症

"社交恐怖症"这一名称被采用后，受到很多学者的关注。1985年，Liebowitz发表了名为 *A Neglected Anxiety Disorder* 的论文。之后针对社交恐怖症的研究迅速展开。北美数据调查结果显示，社交恐怖症的患者数比预想的要多很多，是一种常见的焦虑障碍，终身患病率为3%~13%。紧接着欧洲、中东、澳大利亚关于社交恐怖症的报道接踵而至。学者们对社交恐怖和空间恐怖的异同进行了讨论，以Sheehan为代表的学者们提出了内因性焦虑发展学说，即惊恐发作——社交恐怖——空间恐怖。多数学者认为，社交恐怖症是一种独立的疾病，只是偶尔与惊恐发作有关联。1987年，DSM-Ⅲ-R认为社交恐怖症是对几乎所有的社交情况产生恐惧的广泛焦虑类型。DSM-Ⅳ更加明确了社交恐怖症的诊断。1994年，DSM-Ⅳ对其诊断标准做了一些修改，提出了基准B（根据情况有时候会诱发惊恐发作），这种修改意味着在社交场合紧张是导致惊恐发作的一种类型，但是有没有惊恐发作，不作为诊断社交恐怖症的关键指标。1992年，国际疾病分类ICD-10也采用了社交恐怖症的诊断，这个诊断标准被全世界所认可。

ICD-10关于社交恐怖症的分类定位：

F40　　　恐怖性焦虑障碍

F40.0　　广场恐怖

F40.00　 不伴惊恐发作

F40.01　 伴惊恐发作

F40.1　　社交恐怖

F40.2　　特定的（孤立的）恐怖

F40.8　　其他恐怖性焦虑障碍

F40.9　　恐怖性焦虑障碍，未特定

实际上，日本是世界上社交恐怖症发病率最高的国家，其社交恐怖症占神经症的30%，远远高于欧美。日本对社交恐怖症的认识及有关社交恐怖症的研究治疗也更深入。在日本，森田正马最早报道赤面恐怖，并提出了"对人恐怖症"的概念。森田教授认为，赤面恐怖、对人恐怖实质上是强迫症的一种亚型，其病理与强迫观念是一致的。对人恐怖症的共同特征是羞耻。不好意思或羞耻是日本人人际交往中经常出现的一种文化特征。

1970 年，韩国开始出现关于对人恐怖症的报道。1982 年，韩国的李时炯首先开展了对人恐怖症的研究。

1950 年我国在精神医学的用语中有过社交恐怖的概念（指不能正常与人交往），并将其划分为神经衰弱的一种。1980 年北京首次出现关于此症的报道。1986 年通过的《中国精神疾病分类方案与诊断标准》第 2 版（CCMD-2）取用了社交恐怖（社交场面中对人紧张焦虑）的概念，并将其归类为恐怖症。

比较研究发现，日本、韩国、中国对人恐怖症的症状特点为：都与身体症状相关联，强迫性的观点明确。有趣的是，日本、韩国对人恐怖症在同性别、同年龄的人群中明显，而中国是在异性的社交场合明显。王哲调查发现，在中国，色目恐怖的出现频率最高，这体现了与性相关的羞耻意识，因为眼神是传递爱的方式，所以担心自己的眼神给异性造成恐怖的感觉。由此可知，对人恐怖与文化明显相关。

1980 年，在美国精神病诊断分类标准 DSM-Ⅲ提出社交恐怖概念后，许多其他国家的同行认为对人恐怖症不同于社交恐怖症。为此，1990 年日本专门成立对人恐怖症研究会，组织专家制订对人恐怖症的诊断标准。

值得一提的是，日本并没有自己的精神病学诊断标准，而是直接应用美国和国际的诊断标准，即 DSM-Ⅳ及 ICD-10。对人恐怖症研究会由日本森田疗法学会设立，由时任理事长的北西宪二教授牵头组建。可以说，对人恐怖症是日本精神病学界唯一一个由本国命名并专门制订诊断标准的精神科疾病。

在我国的临床诊治过程中，经常混用社交恐怖症、社交焦虑症和对人恐怖症这三个概念。

二、社交恐怖症的分类

社交恐怖症患者多起病于青春期，只有少数起病于 20 岁以后。症状表现多种多样。除个别患者外，大多数患者只在和别人在一起时出现恐怖症状，独处时则没有恐怖症状。常见的症状之一，是在一对一的社交场合下产生强烈的不安，而与一群陌生人（如在街上或公共场所）混在一起时并无恐惧或只有轻微的紧张。社交恐怖症严重发作时常伴有头晕、恶心、震颤等不适。严重者拒绝与除家属外的其他人发生接触，不能参加任何社交活动，完全把自己跟他人隔绝起来，无法正常上学和工作。有的人害怕社交时会脸红，而实际上患者并不容易脸红。有人害怕在社交场合下会晕倒、打嗝或放屁等，以致回避社交。社交恐怖症还有其他各种不同的表现形式，如有一男青年害怕与人交谈时会用手挠头皮，他认为这是很不礼貌的行为，但其实他头皮并不痒，也没有挠头皮的习惯，可就是怕交谈时会控制不住地这样做，因而避免社交，可他又认为不社交无法立足于社会，因此十分痛苦。另有一女青年总害怕有人有特异功能，能透过衣服看见她的阴部。尽管她对特异功能持怀疑态度，却仍然害怕与人接近。从童年记事时起，她就特别怕别人看见她在大小便，因而出门前必须先上一次厕所，也不敢离家太远，怕忍不住要去厕所——她多年来从不敢上公厕。即使在家，也必须紧闭门窗，挂上厚窗帘后才敢大小便，尽管如此严加防范，她在大小便时仍极为紧张害怕。虽然社交恐怖症有各式各样的变异，无法尽述，但归结到一点，社交恐怖症的核心是怕人，各种变异都可以视为人的象征。

（一）根据对象分类

1. 一般社交恐怖症

如果一个人患了一般社交恐怖症，在任何地方、任何情境中，他都会害怕自己成为别人注意的中心。他会觉得周围每个人都在看着他，观察他的每个细微动作；他害怕被介绍给陌生人，甚至害怕在公共场所进餐、喝饮料；他会尽可能回避去商场和餐馆；他从不敢和老板、同事或任何人进行争论，捍卫自己的权利。

一般社交恐怖症患者总是担心会在别人面前出丑。在参加任何社会聚会前，他们都会极度焦虑，会想象自己如何在别人面前出丑。当真的和别人在一起时，他们会感到更加不自然，甚至说不出一句话。当聚会结束后，他们会一遍一遍地在脑子里重温刚才的镜头，回顾自己是如何处理每个细节的，应该怎么做才正确。这类社交恐怖症患者都有类似的躯体症状：

口干、出汗、心跳剧烈、想上厕所。周围的人可能会看到的症状有：脸红、口吃、轻微颤抖。有时候患者发现自己呼吸急促、手脚冰凉。最糟糕的结果是，患者会进入惊恐状态。

2. 特殊社交恐怖症

如果一个人患了特殊社交恐怖症，他会对某些特殊的情境或场合特别恐惧。比如，害怕当众发言与当众表演。尽管如此，他在别的社交场合，却并不感到恐惧。推销员、演员、教师、音乐演奏家等，经常会有特殊社交恐怖症。他们在与别人的一般交往中，并没有什么异常，可是当要上台表演，或者当众演讲时，他们会感到极度的恐惧，常常变得结结巴巴，甚至愣在当场。

（二）根据症状分类

1. 视线恐怖

视线恐怖是社交恐怖症的一种常见形式，患者怕看别人的眼睛，怕视线相遇。患者主诉与别人见面时不能正视对方，自己的视线与对方的视线相遇就感到非常难堪，以至于不知眼睛看哪儿才好。患者一味关注视线的问题，并急于强迫自己稳定下来，但往往事与愿违，更不能集中注意力与对方交谈，谈话时前言不搭后语，失去常态。患者怕别人看出自己表情不自然，或者感觉别人的目光很凶恶，或者从别人的眼光中能看出对自己的鄙视、厌恶甚至憎恨。有些患者诉述总控制不住用"余光"看人。患者所谓余光，指注视某物或某人时，觉得自己控制不住地同时看着另一物或另一人。如果问患者用余光看人有什么不好，是意味着斜眼看人，有看不起人的意思，还是意味着暗送秋波，不正派时，患者通常说不清楚，但否认有任何看不起人和不正派的想法。患者的痛苦似乎在于，他必须使自己的目光像焦点一样集中于某人或某物，而不允许其他人或物进入自己的视野，但是，他做不到。还有极个别患者害怕自己的目光会伤害别人，至于用眼看人如何伤害别人，患者却无法自圆其说。尽管如此，患者还是害怕。

有的视线恐怖患者主诉与许多人同在一个房间时，无法注意自己对面的人，而强迫性地注意旁边其他人的视线。或认为自己的视线朝向旁边的人会使其感到不快因而无法将精力集中于对面的人。有的学生患者在上课时，总是不能自已地去注意旁边的同学，或总感到旁边的同学在注意自己，结果不仅影响了上课，还给自己带来无比的痛苦。

视线恐怖常见的亚型有以下几种。

（1）**对视恐怖**　与人对视时感到紧张害怕，看人时总想着对方的眼神，即使勉强对视，也躲躲闪闪，一扫而过，看人时间不足一秒钟。当对视时心情慌乱，脑子一片空白，说不出话，目光不能集中，感觉对方的目光流露出"疑惑、生气、反感或仇视"的意思。有的患者坚信其目光能伤人、太毒、刺人或不柔和，使被视者局促不安、表情难堪或手脚难受、不自然。相当一部分患者认为其目光"色眯眯"的，有邪念，或有异样表情，看人时有"非分之想"的意思，因此只好眯眼看人或干脆闭上眼睛，悲观地认为只有眼瞎了问题才能解决。

　　施教授：你好！能帮帮我吗？救我一命吧，我生不如死啊。我痛苦了10年，我找不到工作，受尽了别人的欺辱啊。我想结婚，想有个工作，但因为我怕人看，我什么都失去了。我今年29岁，大概两年前我开始出现一种莫名其妙的症状，就是不敢和别人的眼睛对视，那样会让我感到一种难以言说的恐慌，全身上下都会变得无所适从，严重的时候我甚至不敢看妈妈的眼睛。我不知道到底为什么会这样，我努力想克服这种毛病，但是失败了。听说这是一种社交恐怖症，到底要怎样才能克服呢？我真是痛苦极了。怎么办啊，我是一名社交恐怖症患者，每天都过着似人非人的生活，好像在我的字典里从来找不到"轻松"这个词语。我也不知道到底是什么原因使我得了这种病，书上说我这叫视线恐怖症，主要是不敢和别人面对面地交流，致使整个场面变得很尴尬；还有就是总认为旁边的人在盯着我，只要旁边有人在，不管是家人、同事还是朋友，我都无法认真工作，静不下心，总是要分心；有时还会选择逃避，暗自悲伤。感觉在这个世界上我好像真是多余的。我特别怕别人的眼睛与我对视，每当这时我就羞得要命，不仅面红耳赤，连手心都汗淋淋的，必须马上躲开，否则双腿就抖个不停，连迈步都艰难。开始只是对男性，现在对女性也是如此，为此我常躲开别人的视线，可是又情不自禁地用眼睛的余光扫视对方，给对方很不体面的感觉，说我这人"很不正经"。我自己也特别恨我这双眼睛，有时甚至都想把它们挖掉。

（2）余光恐怖　患者用眼睛的余光看人，特别是在异性面前感到不安、害怕。患者称余光看人并不等于斜视，而是眼球定视前方，注意力却高度集中于侧面视野的目标，积习成癖难以自控，引起侧面异性的注意和反感。患者抱怨当正视前方时，眼光发散，注意力集中不起来，不由自主地"余光"视野中的动静或人成了注意的目标，这个目标常常是异性或异性的胸部、阴部。由于情绪不安，只好偷视一次以求放松，不久后"余光"又使其精力分散，难以控制。有些学生患者因此不能听课，只好在课桌两侧垒上两堆书或用手捧着脸挡住余光，以求视线集中。有的患者先是不敢和人对视，只好用余光看人，后余光看人成了主要症状。

病例1

　　坐在回家的公交车上，我一直闭着眼睛，长期的余光恐怖让我的眼神变得十分恶心，我不想让任何人看到，同时我也不想再看到别人鄙视的目光。就这样，我能感到车窗外阳光的温暖，但是我已经无法再享受了，车子里有说话声、笑声……我不知道是不是他们都在笑我。呵呵，当一个人从可以无视任何人，到现在反而让所有人都看不起，有谁可以想象呢？现在我什么也没有，有的只是痛苦和仇恨，是这个世界亲手毁了我的一切……每时每刻都活在恐惧和焦虑之中，我想我会很快地死去。没有轻易就这么死去的理由是：凭什么他们可以如此毫无遮拦地嘲笑我，为什么！现在想来，我还要感谢他们，因为没有他们，我也许早就死去了，是他们让我看到活下去的可能，因为我要报复。余光恐怖算得了什么，那个曾经的我早已死去。是这种该死的心理疾病和这个世界的冷漠亲手毁了我的一切，但我不会放弃。同时我要对所有患社交恐怖症的人说，这个世界上人心都是丑陋的，你还为什么要害怕他们呢？你就是要用这种余光恐怖的眼神去看他们，不要感到内疚，不会有一个人来同情你，人活着是为了自己，有机会就把一切都还给他们……我从来都没有想过我会变成今天这个样子，我无法给自己一个答案，我竟会是今天这个样子。六年了，六年的时间让我失去了所有的自尊。所有人都嘲笑我，别人甚至还当面对我哈哈大笑，而我只能默默地忍受。多少次几近疯狂，我真想冲上去杀光他们。我讨厌听到他们的声音，可是我没能那么做，因为我要报复他们。他们越是笑我，我就越是要活得更好。但我还是害怕上课，所有的强迫都向我袭来，我的心一次又一次地被掏空。我更恨坐在我后面的人。我恨他们，因为他们让我的强迫到了近乎疯狂的地步，我有时甚至想如果他们全都死光了，我就不会余光恐怖了。我的一切难道要全部毁在社交恐怖上吗？为什么……

病例 2

我因为得了余光恐怖，在这几个年头里，过着浑浑噩噩的生活。我们这种人所受到的折磨远远比身体残疾的人大。身体不健康的人能得到别人的理解、同情与关怀，我们呢？

是的，我控制不住自己的眼神，我的眼光会因小孩、女性、男性或物体而偏，这种眼神让人厌恶。我多想让别人知道我的眼神并不是要有意偏视，我也不是要有意看他们，但有谁理解？村里人在我背后议论纷纷，中年人在大街上朝我哈哈大笑，民众们在车上怀疑我是小偷，他们朝我瞪眼、咳嗽、吐痰，嘲笑我、谩骂我——我越来越感觉自己不属于这个世界……

病例 3

上高二时，我一直希望在文理分科后到新的班级，可以给新同学留下好的印象。可是，在一次课堂上，我注意到我后面的两个男生在谈论我，说我总是揉眼睛，好像在哭。其实我有沙眼，因此总是揉眼睛。但因为我从小就很不习惯和男生说话，所以我并没有向他们解释。之后我就一直很注意那两个男生，从那时我开始用眼睛余光看别人。后来我用余光看人被他们发现了，之后他们就跟班里的人说我的眼睛很不正常。渐渐地我越来越在意知道我眼睛余光的人，后来我发现我的眼睛余光已经严重到不管看什么东西我都会不自觉地看到其他东西。慢慢地，我的同桌，我的好朋友，乃至我的家人都开始讨厌我。班里的男生也认为我是一个不规矩的女生，每天去上课他们都会用很脏的话骂我。以前我是一个学习好的学生，也是所有人眼中守规矩的女生。我从来没有被别人那样骂过，我真的好痛苦。后来我开始逃避学校，经常旷课。每天待在自己的卧室，一个人哭泣，我恨自己为什么会是这样。一直到现在我还是那样，甚至在考试的时候、写字的时候我都会不自觉地看其他地方。我真的不想那样，也更不想别人认为我是一个不正常的人。我不想给别人带去困扰。现在我真的很担心自己上不了大学，有人可以帮助我吗？

（3）目光失控恐怖　患者眼睛总是不受控制地四处乱看，看人时觉得别人不愿被看，像是在生气；看别人的手脚，又觉得手脚像是"难受、躲避"。患者称不愿干扰别人，只好把目光转移到别的目标上，但又马上觉得这一目标太牵扯精力，只能再转移到别处。就这样不停摇头晃脑，做任何事情都不能专注。有的患者总感觉眼球像被人牵着，不由自主地随周围人转动，无法集中注意力，深感苦恼。还有的患者感觉眼球不能灵活自如地转动，目光僵直呆板，看人不礼貌。因此怀疑眼神经有毛病，反复到医院检查，也查不出器质性病因。

（4）被视恐怖　很多患者在受到别人关注、注视的时候会感到浑身不自在，感到莫名的紧张、恐怖，出现脸红、手心出汗等自主神经症状。

　　我实在是无法与人交往，痛不欲生。我的症状是不敢看人，怕被人注视，尤其害怕暴露在众目睽睽之下。一旦有人在我旁边或者从我旁边经过时，我的眼珠总是会控制不住地斜向他。在我的眼珠斜向别人的时候，我觉得不知为什么别人就会很难堪、尴尬甚至是愤怒。我很怕别人生气，因此就害怕眼珠斜向别人，可越担心偏偏眼珠就越斜向别人，别人就越难堪，形成了恶性循环。而且我觉得眼珠斜向别人也是非常可耻的事，可总是不由自主。因此我很怕也从来不敢和别人围成一桌吃饭或开会，其中最怕众人面对面的情形，包括和自己的家人。一旦在这样的场合，我就会惊恐万状。其实我本来也是正常人，过着正常的生活。问题起源于1994年我上初二时，班里来了一位新同学与我同桌。因为我是尖子生，他也是尖子生，而我又很积极举手发言，所以我每次举手发言时，他都露出不悦的神情。开始我觉得他怎么这么奇怪，可后来不知不觉地我竟然也被他传染了，他举手发言时，我也会露出不悦的表情。由于害怕老师发现我的丑恶心态，我每天都忐忑不安。我太在乎老师对我的美好看法了，在他们眼里我一直是个好学生，所以我总想保留自己的完美形象，不想让老师发现自己的缺点。可后来传染得越来越厉害，开始只是老师的眼光注视我同桌时我会面露不悦，后来发展到老师不论眼光落到哪位同学身上，我都会面露不悦；慢慢地又从教室里发展到家里，当我父母的眼光注视到我的其他兄弟时，我也会面露不悦；后来发展到旁边的人不论是谁，只要他眼光一看别人或别的东西，我都会面露不悦。我的这种丑态让我在别人面前感到非常羞耻，因此我总怕别人发现我的这个缺点，惶惶不可终日。后来为了不让别人发现我的丑态，我一与别人的目光接触就迅速躲开，老是侧身不看别人，躲着人家的目光。这样躲了一段时间后，我发现我再也无法与别人交往了，一与人在一起就紧张，一与人的目光接触就心惊肉跳。从此，旁边一有人我就紧张，眼光就会斜向他，好像警惕着他，防着他。如果四周都有人的话，我的眼珠更是会向各个方向都斜去。曾有好多人在我面前做出翻白眼的怪样，我知道他们是在学我。我总怕别人发现我心理不正常，总怕人家说我心理变态，我常常深以为耻。我的耻辱感太强了，所以我一与人相处就非常紧张。由于在人前总是慌慌张张，我总怕人家会认为我傻，看不起我。我该怎样才能恢复正常人的生活，与人正常地相处呢？

（5）色目恐怖　色，是指色情。目，是指视线。色目就是含有色情意味的眼光和视线。这种病的症状表现为对自己视线和他人视线的恐怖，担心在对视中因自己的眼神给对方留下轻浮、多情甚至下流的印象，而产生紧张、不安、窘迫的情绪，甚至感到痛苦和羞耻，在行为上表现为千方百计回避对方甚至不与之交往。此症的患者多为进入青春期以后的青年男女。这时的男女随着生理上的成熟，第二性征的出现，性意识开始萌动，对性别角色的差异敏感起来。十五六岁以后，他们的异性疏远心理逐渐为异性接近心理所替代，产生了一种对异性的好奇心和吸引力。男女之间的爱意表达形式多样，其中眉目传情是一个很重要的方式。人们常形容少男少女"脉脉含情"以表达青年男女爱情的含蓄和优美。这也是青年男女心理刚开始成熟的一种表现。他们的行为拘谨，尚能克制自己以遵守一定的界限，这是正常的现象。

有一些青年男女在幼年时期受到封闭式的教育，传统道德观念极强，自尊心也很强，性格又比较内向，对自己的心理发育变化还不能正确认识，认为自己的性萌动是不正派的表现，对于性萌动在思想上和行动上的表现有强烈的羞耻感和自责感。如果偶然同异性的眼光相遇，便可能激发出色目恐怖症。

病例1

十年前，我在读中学的时候，看了不少黄色书刊。由于那时的无知，我无端地为书中人物所迷惑，把自己想象成书中的美女，希望成为书中描写的那样：走在路上有百分之百的回头率，有女人的嫉妒。为了达到这个目标，我开始把眼睛睁大，把嘴抿小。走在路上时，我故意不看别人，眼睛直视着前方。每个陌生人从我身边走过，我就觉得他一定在想我长得漂亮，如果路过者是女性，我就觉得她一定嫉妒我长得比她好看。后来我参加工作，这种心态仍然未改，且不断往下陷。忽然有一天，我发觉自己的目光变得色眯眯的，是一种勾引人的眼神。我好害怕，想回到健康时的样子，可是我已无法调节自己的心态了。不仅如此，假如我发现哪个女的长得漂亮，我就嫉妒。从六七十岁的老太太到未满周岁的婴儿，更不用说与我年龄相当的人。每当这时，我就觉得自己非常丑，丑极了，谁都不如。我知道我这样想是不对的，可当我想回到正常的心态，进行自我调整时，已做不到了。现在我犹如行尸走肉，脑子里没有亲情、友情和爱情，只有漂亮和嫉妒。我已失去自尊心，假如现在谁骂我几句，我都不会生气。我连起码的同情心都没有了。比如我奶奶前不久去世，我居然不感到难过，并不是我奶奶待我不好，而是我想难过也难过不起来。我再也不想这样活下去了，活着却不能和人正常交往，得不到人们的尊重，多痛苦啊！

病例2

白妮是化学系一年级的学生，她是以全县第一名的成绩考进这所闻名中外的学府的。由于个子不太高，加上脸上有太多的青春痘，她总是习惯性地坐在教室最前排靠墙的座位上。因为上课时怕老师有意无意地盯着她，故而她总是低着头听课。

同宿舍的几位女同学，入学不到三个月就已经熟悉了整个校园环境，课外活动也总是积极参加。也许是出于形象上的自卑感，每当周末活动时，白妮总是一个人守在宿舍，用琼瑶小说来慰藉寂寞。

随着女伴们越发活跃，她越来越感到压抑和孤独。渐渐地，她失去了笑声，唯一的寄托就是一天不忘地写日记，自己对自己说心里话。记得在高中时，也曾有男生对她投来倾慕的目光，她心里明白这是由于她优秀的成绩，但毕竟也是一种安慰。她心中萌生出一种对爱的憧憬，这憧憬随即化成了奋斗的动力。可如今不然了，成绩已经不是至上的目标，人们也不再仰视她，而是更为喜欢全面的女孩形象。对比班上任何一个女同学，她都自愧不如。尤其见到校园中那一对对靓丽的佳偶和听到同学入睡前的一番"爱情沙龙"时，她感到更加压抑。她需要爱，但她得不到爱，哪怕是某个男生投来的一笑一瞥……

这天，一位年轻的化学老师首次出现在讲台上，他看样子不过二十七八岁，矮矮的个子，却有着洪亮的声音，双目炯炯有神，不住地四处扫视着，连白妮这样的姑娘也要扫上几眼。每当这时，白妮都情不自禁地脸红，心跳加速，视线不知往何处落，似乎想要找一块地方躲进去。越是有这种感觉，就越是想和那老师对视。而每当她鼓起很大的勇气去看时，都恰好遇到老师直视她的目光。刹那间不知怎的，她竟把视线的焦点突然聚集到老师的下身处。她羞死了，但她的目光收不回来，头脑里迅速涌现出老师走下讲台，径直向她扑来的情景，她闭紧双眼，等待那一幕的到来……直到憋出一身冷汗她才从一阵快感中惊醒。不知为什么她无法遏制这奇异的性幻想。只要那老师一上课，她就必然会产生这种反射性的白日梦。最后，即使眼中没有老师的形象，她也会在脑海中幻想出来，并发展成被他强奸的场面……

她日渐消瘦，寝食难安，动辄旷课，躺在宿舍里做她的白日性梦，终于经大学医院诊断为神经衰弱而被迫休学。从此她得了专视男人下身的"色目恐怖症"（怕见任何男人，只要见到男人就要凝视其下身）。

还有些病例是这几种亚型或其中一两种亚型掺杂在一起，如下所述。

我现在一直在家，不敢出去，与别人交流都是通过互联网。一出去我就会紧张，总在想看到人后会如何如何。一看见人，我走路就很不自在，注意力总会集中在我身边的人身上，我拼命不想看人，想将注意力放在走路上面，结果我的瞳孔会放大，眼睛总充满泪水。与别人对视时别人显得不自在，我也会很不舒服。所以上学的时候我没法在教室里听老师讲课，没法把注意力集中在黑板上，好像无法自控地把注意力集中到别人身上，使别人产生不快。我那时候是很痛苦的，我和别人坐一起的时候没法看书，身体因为害怕而紧张，视线和注意力没法集中在书本上，会在余光中看别人。我想问我该怎么办啊？我能从别人的眼睛中看出异样的眼光，我觉得这是因为我瞳孔放大，眼睛好像总是发亮。因此，我非常内疚，总想让自己眼睛里不要有那么多泪水，不让自己的瞳孔放大，可总是做不到。我害怕看别人的眼睛。总之，一看到别人的眼睛我就会斥责自己为什么不能正常些，我会因害怕而讲不清楚话，很多人由此而讨厌我，在上学的时候别人都暗地叫我"神经病"。这种情况已经持续六年了。我现在一直待在家里，有一年多没有出去过了，我不知道出去会怎样。

2. 赤面恐怖

一般人在众人面前，经常会由于害羞或不好意思而脸红，但赤面恐怖患者却对此过度焦虑，感到在人前脸红是十分羞耻的事。最后由于症状固着下来，就非常畏惧到众人面前。患者一直努力掩饰自己的赤面，尽量不使人觉察，并感到十分苦恼。患者惧怕到众人面前，在乘公共汽车时，总感到自己处在众人注视之下，最终连公共汽车也不敢乘坐。如有位患赤面恐怖的学生，对上学乘公共汽车感到痛苦，便总是在别人上车完毕，公共汽车快开时才匆匆上车，以此方法避开人们的注目。因为坐下会与别人正面相对，便干脆站在车门口来隐藏自己的赤面。又如一位患者，因赤面恐怖不能乘公共汽车，只好坐出租车或干脆步行。在必须乘公共汽车时，就事先喝上一杯酒，使别人认为他脸红是喝酒所致。或拼命奔跑，急匆匆上车，解开衣服的纽扣，用什么东西扇着风，让别人相信他脸红是由于奔跑所致，以掩饰赤面。另一患赤面恐怖的医生，为了掩饰赤面，便佩戴红色领带。还有人为了缩小赤面的面积而留起了胡须。有一位著名的雕刻家，在与人谈话时感到赤面，便借故小便暂时离开座位。这一类患者甚至连向别人问路也感到不便，宁肯自己一个人躲在无人处拼命查看地图，即使多花费时间也甘愿如此。

　　上述症状在正常人看来似乎很可笑，但对患者来说却如落入地狱般痛苦不堪。他们觉得不治好赤面恐怖症，一切为人处世都无从谈起。

病例 1

　　我因为脸红，胆子小，所以完全没有自信。因此没有朋友，没有工作，我很痛苦，感觉活着没有意义。我每天都待在家里，周围的人都嘲笑我，我要疯了。几年来，我承受着两种折磨：白天令人窒息的赤面恐怖和夜晚强烈的思念。我一直认为自己是最不幸的人，从小我在公共场合就不是很放得开，天生一副不成气候的性格。我面浅，尤其对异性，属于只活跃在表面上的拟外向型，但是起码不会有事无事都脸红。上了高中后我竟然鬼使神差地开始高频率地脸红起来，那个时候只觉得是自己面浅造成的，没有引起重视，同时伴随着视线恐惧直到毕业。我喜欢艺术，却由于很多现实的因素，踏入了最不适合自己的警校。这时我才开始意识到脸红确是实实在在的"问题"，却为时已晚。关于交感神经的交互作用我不太清楚，只知道是条件反射导致了症状。单就赤面恐怖，以自己的经历来分析以下两种情况：首先，由于恐惧感，越是把注意力放在脸红上，越是感到面部燥热，即使接触到不应该敏感的事物还是会一触即发，出现症状，这种心态是医疗上的忌讳；其二，即使在极为放松或兴奋的状态下，突然出现的敏感事物会导致症状瞬间表现出来而无法抵抗，突如其来的尴尬更容易导致心灵被阴影笼罩，使症状加深。可见，赤面恐怖的反射一旦建立，单凭主观意识克服是不可能的，我尝试过很多理论，但在身临其境时终究还是以失败告终。

病例 2

　　我今年 30 岁了，很容易脸红，特别是跟陌生人交往的时候，心里只要有一点点小变化，就会反映在脸上。只要稍微觉得有一点点不好意思，或者有一点点紧张，心里咯噔一下，脸马上就红了。随着年纪的增长我觉得脸红很丢脸，所以不喜欢跟人交际。跟女士交往，怕人家觉得我这么大年纪还脸红；跟男士交往，怕人家认为我对别人有意思，误解我内心的想法。而且我不太敢正视陌生人的眼睛，跟陌生人说话时眼睛总是看着别处，显得很没礼貌。我很苦恼。请问这是什么样的情况？应该怎么克服呢？

病例 3

在高一的时候我喜欢上一个女生。因为赤面恐怖，从一见钟情到现在一厢情愿，已经本科毕业了，而我却只能眼睁睁地看着她和一个人分手，再和另一个人交往。我痛恨自己错过了太多的机会，然而在赤面恐怖面前我显得软弱无力，我是那么渺小……万幸的是，从某种概念上来说现在我和她的关系还不错，只是长期的消极让我在面对她的时候始终不能摆脱压抑的感觉。因为觉得太重要，所以心理压力大。我仍然会对她脸红，然后思维短路，语无伦次……任何人都没有理由接受这样的一个我，我比谁都理解！然而我需要面对的不是她的拒绝，而是我已经疯狂到不能够接受别人了。我甚至怀疑对她的思念已经强烈到变态的程度。看见别的女人我马上就会想到她，而看到她我就其他什么女人都想不起来了，所以我无数次地遭到拒绝，仍然无数次地坚持着。因为我不敢也没有能力放弃，即使一千次地被拒绝，我想我会一千零一次地坚持。我看到别的恋人在一起，马上就会去想象她和别人拥在一起的场景，这种撕心裂肺的折磨简直让人痉挛、让人窒息！我强行克制自己不去想，但是越是克制越是无法控制……我的精神太需要她了，她可以使一切症状都好起来，改变我的人生观，但是我需要争取啊，我必须先让症状好起来，而这种矛盾太让我懊恼……我现在每天情绪都好低落，几近崩溃，甚至做好了最坏的打算。如果最后和她在一起的人不是我，我肯定会不由自主地把这种积蓄已久的情绪发泄出来，但不是自尽；接下来便是我的解脱和铺天盖地的嘲讽和舆论。如果说万事都有是非之分的话，我姑且承认这种错误的态度，但是命运和我开了天大的玩笑。除了感情，赤面恐怖将我仅剩的正常生活都洗劫一空，致使我这种错误的观念越发强烈和坚定。但是我却不敢找心理医生，我害怕，害怕现在和医生共同铸建起来的"赤恐防火墙"，到她结婚那天会崩溃得更加彻底，荡然无存……但是生存，除了压力，还有责任和负担，残存着的理智告诉我，我不能！我该怎么办？

病例 4

后天就要去实习了，可我却是个社交恐怖症患者，真的觉得压力好大。一想起来，我就觉得胃里一阵痉挛，所以我宁愿选择逃避不去想它。我是个即将毕业的师范生，胆小自卑，可教师这个职业偏偏需要放得开，真是郁闷呐！看着教材我连翻都懒得翻一下，心里满是抵触情绪，要是不用去实习就好了。

想想我患社交恐怖症已经有七年多了，从十七岁到二十四岁。一见到异性我就提心吊胆，生怕脸红，可越紧张就越会脸红。其中痛苦的滋味也只有同病相怜者能体会得到了。

真是不甘心呀！看着其他女孩子都有自己的男朋友，或者都谈过恋爱，但我却始终处于感情空白期。可一见到异性就脸红的我该怎样去坦然地面对他们呢？马上就要毕业了，估计一毕业就会有三姑四婆忙着给我说媒相亲了，到时候我该怎么办呢？年龄这么大了，也应该找个男朋友了啊！

但愿上天能够发发善心，让我快点好起来吧！但愿我能找到一个好的心理咨询师，但愿我能够勇敢自信起来，但愿我能够变得朋友多多，但愿所有在社交恐怖症里挣扎的朋友都能挣脱束缚！哦，但愿……

病例 5

本人 21 岁，男，如果脸不红，还算帅。因为脸红生不如死！我一听到别人说"你脸怎么红了"，而且还带着嘲笑的样子，我就感到无比痛苦，还不如死了算了。有谁能理解啊，我连在日记中都不敢把这个事情写上去，怕被别人看到，也怕被自己看到。感觉只有晚上才是我的活动时间——那个时候别人看不清我。

有了这个毛病，先不说什么女朋友的事情，就是工作都不好找，人家要我这种人做什么，影响市容啊？我告诉自己："你连臭狗屎都不如。"我想过自杀，但我家很穷，父母怎么办啊。你说老天怎么对我这样不公平。年龄越来越大，连朋友都不敢交。别人是因为不好意思而脸红，我是因为脸红而不好意思。小时候还凑合着过，现在呢？没法过了。一听到别人说我，我的想法就是死。死了多好啊！可惜连死的机会，上天都不给我。

世上的好人，谁能救救我啊！一个生不如死的人的祈求。

3.表情恐怖

表情恐怖患者总担心自己的面部表情会引起别人的反感，或被人看不起，对此惶恐不安。表情恐怖多与眼神有关。患者认为自己的眼神令其他人生畏，或认为自己的眼神毫无光彩等。有一位表情恐怖患者，他固执地认为自己的眼睛过大，黑眼球突出，这样子会被人瞧不起。又认为自己的表情经常是一副生气的样子，肯定会给别人带来不快。他冥思苦想，竟然使用橡皮膏贴住自己的眼角，认为这样就会使眼睛变小。但眼睛承受极大的拉力，非常痛苦，也很难持久。最后，患者下决心动手术，当然没有一个眼科医生会给他做这样的手术。还有一位患者，他认为自己总是眼泪汪汪，样子肯定很丑，竟找医生商量是否能切除泪腺。另有一位患者是公务员，他认为自己说话时嘴唇歪斜，给人带来不快，竟因此而考虑辞职。有的患者认为自己笑时是一副哭丧相，有的患者则认为自己的眉毛、鼻子长得很病态等。有个女同学在和别人开玩笑时，听别人说自己的脸长得像一副假面具，从此她对自己的面孔倍加注意，不知如何是好，最后甚至不愿见人了。

我的一大困扰就是表情恐怖，这大概是九年前一次事件的阴影。那是一位同事的婚礼，我给新人红包的时候，可能是太想压抑自己的紧张，太想给别人留下好印象的缘故吧，当时我的面部肌肉就像抽风了一样，面部痉挛，嘴角抖个不停。没想到自那以后这种情形就定格下来，一到社交场合，一紧张就会像放电影一样重现当时的情形。在下面的文字里我要引用一些心理学文章中的内容，因为它们反映了我的真实心理活动。视线恐怖有两方面的原因：一个就是性妄想的压抑，我恐惧的不是别人，而是害怕别人透过我的目光洞悉到我的性妄想，这种倒错首先从视线中表露出来，我恐惧的就是被别人洞悉到自己的想法；还有一个原因就是我对自己的意象评价是十分丑陋的，我对家里人特别是我的父母评价也很低，我在心底还是很怨恨他们的。我对家人及周围的一些人，怀着一些敌意。而正是这种敌意，正是这种对他人不能谅解与宽恕同时也不能原谅自己的态度，使我产生了不敢见人的心理障碍，并且越发严重。我的社交恐怖症已经很深很深了，有过敏性牵连和被洞悉感。我对害怕的场面或人，会发生"草木皆兵"的心理泛化，对外部事物产生异常过敏的反应。别人在看我，甚至他人的一举一动，都暗示着对我的讨厌、排斥、无奈等，从而加强我回避的理由：由于我不好，所以人家讨厌我。与其让人厌恶，不如主动离开人群，何必自找没趣呢？从而以这种投射心理使自己获得病态中的平衡。我把我这么多年心里的真实想法都写了出来，希望得到心理医生的帮助。还有，想和目前深受社交恐怖症困扰的朋友交流一下，共同进步。

4. 异性恐怖

异性恐怖的主要症状与前几种情况大致相同，只是患者在与异性同事或者异性领导接触时，症状尤其严重，感到极大的压迫感，不知所措甚至连话也说不出来。与自己熟识的同性及一般同事交往则不存在多大问题。

也许由于以前父亲管得严，并经常在我耳边说"现在外面很乱，女孩子出去容易出事"等，让我在潜意识里有了一种对男性的恐惧。到了中学和大学以后，一些因素的刺激，使这些潜在的恐惧转化为具体的表现：不敢看男性，一看就会紧张。若有男性坐在我身边，我全身紧张得就跟拉紧了而又扭曲的橡皮筋似的。在这个时候，我想笑笑不出来，想说说不出话，腰背酸痛，头痛难忍。而在大学中，学生、老师、食堂的、修鞋的、看门的，男性无处不在。我根本没有办法逃避，而且还要学习、考试，于是我每天都像一张绷紧的弓。当时我感觉自己随时都会"啪"的一声像弓一样断了。回想起来，我竟然在这样恶劣的情绪中挣扎了九百多天。有一个念头拉着我，让我没有去拥抱死神，那就是我还有十分疼爱我的爸爸妈妈，对我寄予了很高的期望，我想："我不能去死！我不能让他们伤心得在一夜间白了头，我要活得更好，让他们高兴。"

我是个严重的社交恐怖症患者，主要症状是害怕异性，这是初中时我的有意压抑和过分自闭造成的。如今已过去十年，我的恐怖症状主要表现在目光恐怖上，我害怕异性，因而有意地回避异性。但我越是回避，这眼睛越是鬼使神差地要去看他们，甚至是他们要害的地方。后来如果我的视线里出现与男生相关的比如打火机、烟、鞋或男人专用的衣物等，也会扰乱我的目光，使我心神不宁。如果我身边有男人，哪怕距离很远，我的目光都会不自然，只好低下头闭上眼睛去躲闪。但我仍特别紧张，局促不安，全身别扭，因此我拒绝与人交往，也不参与社会活动。我的生活一直处在半封闭状态中。另外，也因为目光问题，人们对我都极尽羞辱之词，让我的人格尊严受到伤害。

病例3

我从小就害羞，怕见人，人家叫我"假丫头"。据说我父亲小时候也有"假丫头"的绰号，人家说他一辈子说不上一篓子话。现在我比他还厉害。20多岁了，也想找个老婆，可是我不敢抬头说话。一天到晚没完没了地抽烟，因为烟可以缓解我的紧张。在相亲时，我不仅满身大汗，且身体像麻绳一样扭着，既怕人家看前面，又怕人家看后面。手脚不知放在哪里好，头也点个不停，在场的人以为我犯"羊癫疯"了，那女孩吓得叫喊着跑了出去……

5. 口吃恐怖

口吃恐怖可归类于社交恐怖。患者本人独自朗读时，没有什么异常，但到别人面前时，谈话就难以进行，或开始发音障碍，或才说到一半儿就说不下去了。患者对此忧心忡忡，因不能顺利地与人交谈而感觉自己是个残缺的人，最终因此而非常苦恼。

病例

我是一名机关工作人员。我的性格比较内向，但以前社会交往还算可以，并没有太大的问题。我的反应可能比较慢，在要回答自己不确定的事情时，会习惯性地拖长音，好使自己有个思考的时间。但我的新领导对此特别反感，他总数落我各种各样的不是，虽然有时是以相对轻松的口吻说出来的，可一样令我感到紧张。不知怎么，我开始口吃，而且越来越厉害。只要领导让我汇报工作，我就不知所措，有时更是招来同事的嘲笑。我知道其实自己是因为恐惧而口吃，但越想改变口吃却越严重，为此我十分苦恼，请教授帮帮我。

6. 厕所恐怖

厕所虽然是一个场所，但厕所恐怖却被归类为社交恐怖，主要原因是患者实际上不是害怕厕所，而是害怕在厕所里碰见别人，害怕自己的隐私被别人发现，有他人在场时无法顺利大小便。

我是一个大一在校学生，患厕所恐惧症多年，这应该是缘于我小时候的一个习惯。我原本不是本地人，四岁的时候从家乡搬到这里来。那时候我特别胆小，又不会说这里的话，别人都当我是哑巴。在幼儿园想上厕所，不懂怎样说也不敢跟老师说，于是就一直忍，忍不住就干脆尿裤子。后来我每天早上去幼儿园前都要把大小便都拉干净，有时拉不出就不去上幼儿园，爷爷总是庇护我，上幼儿园时我就老是迟到。后来上小学，我仍然是这样。每次同学们叫我去上厕所我都会借不急而不去，即使真被他们拉去了，我也只是脱了裤子假装在拉，实际上什么都拉不出。有时真的很内急我会等他们都走了自己再偷偷去，于是能和一群人真正上厕所一直是我最羡慕的事。小学时我还无知，虽然觉得这样有点怪，但还是这样过来了。初中时我还是这样，但随着认知的加深，反而更怕去厕所了。在公共厕所，即便只有我一个人时我也无法正常排泄，于是就尽量少喝水，等放学回家才上厕所。上高中时要住宿，这对我来说是个很严重的问题。一开始由于大家不熟，都关上门上厕所。刚开始的一两个月，我反而正常多了。后来大家熟了，上厕所都不关，我又开始不习惯了，又回到了以前的样子。就这样又挨了一年。高二时，我把这事跟父母说了，他们说我是神，居然能把一件事隐瞒这么久，居然能忍尿这么多年。他们同意我不住宿，于是高二、高三基本上都是我一个人住。其实高二和高三前期我都去做过心理咨询，曾经稍微好了一点，但高三后期就没时间去咨询了，于是又恢复原状。高中我不再无知，但这并不是什么好现象，有时知道越多就越害怕。你肯定想象不到我这十几年是怎么过的，连我自己都不敢想象。也许是我已经习惯了。

这也不仅仅是习惯问题，我很多时候上厕所都怕被人家发现，说我拉得很久。实际上就是怕别人知道我的恐怖症，这导致我更加紧张，但实际上别人没发现更不会说我什么。但我每次去时仍摆脱不了这种想法。

7. 写字恐怖

写字恐怖主要发生在别人注视的情况下，独自一人时不会出现写字恐怖。

我早在读高中的时候，就害怕别人看我写字，一看我就非常紧张，手抖个不停，并伴有轻度的头痛，字越写越大，极不规整。慢慢在人前我既不敢提笔，同时还表情不自然，除身体的僵硬感外，连思维都不灵活了。

8. 放屁恐怖

在公众场合，放屁是一件非常尴尬的事，这是每一个人都可能经历的。但极个别人由于一次这种经历，便久久难忘，成天担心在别人面前放屁，以致无法与人正常交往，这就是所谓的放屁恐怖。

我的性格比较孤僻，而且年纪越大越怕接触人，原因是我从小肠胃不好，总是放屁，人们叫我"屁精"。等到我长大后，这毛病虽然没有了，但我的臭味也离不开身了。一个人待着闻不出来，但和同学在一起，臭味就特别大，因为我可以从别人的眼光及捂鼻子或是突然从我身边离开的动作中察觉到。因此我想与其让人家讨厌我，不如我知趣点，每当遇到熟人走来，我便远远地躲开。

9. 教室恐怖

教室是每一个学生每天学习的场所，若学生由于害怕同学的嘲笑、老师的提问批评或教室里同学的目光注视等而不敢去教室，久而久之便形成了教室恐怖。

也许我从上学开始就习惯了小教室，因此到了大学每当有大教室的课时，我都早早去占座，在别人还没进教室之前坐定。如果去晚了，或是因特殊情况迟到了，在进入教室或穿过走道时，我心里就打起鼓来，完全像做贼似的、蹑手蹑脚、紧张、出汗、脸也白了，举步维艰地坐到位置上，全身发抖。我的抖动，不仅影响到邻桌及前后座的同学，有时全教室的人都会因此不安。他们用挪动身体、咳嗽、回头张望来向我"抗议"。

10. 聚会恐怖

人是社会性动物，与人交往，参加各种聚会是平时生活中必不可少的社交活动。有些人由于偶尔出丑，便害怕各种交往，以致形成了聚会恐怖。

我特别怕到人多的地方去，比如去商店、广场，参加集会、宴会或穿越马路。每当这时，我就心惊肉跳，不敢抬头看人，更不敢与人交谈。我曾问过母亲这是为什么，母亲说我在幼儿园时，有一次表演节目在台上出了丑，老师说了几句，从此就不愿去幼儿园了。后来在我六岁时，母亲带我去逛商场，人多又把我挤丢了，我在人群里大喊大叫找妈妈，吓得尿裤子……

11. 会餐恐怖

社交活动中，和朋友或单位同事或陌生人会餐常常是不可避免的，个别人极度恐惧会餐场合，常常逃避。

我20岁，十分孤僻，不爱说话，和别人交往时有低人一等的感觉，几乎每天都生活在自卑中，有时想到轻生。出来打工的目的就是想在社会中锻炼一下自己，可是一年的时间里我一直不能适应，不敢和人说话，见人就害羞、紧张。我特别怕和他人一起吃饭，那样我会张不开口，连吞咽都感觉嗓子噎得慌，我担心我会疯。

12. 出汗恐怖

出汗是一种正常的生理现象，在运动、炎热、紧张等情况下，每个人可能都会体验到。可个别人对在公开场合出汗非常烦恼，以致达到恐惧而逃避正常的交往。

我的问题是一在公共场合写东西或当众发言就开始紧张，紧张的同时额头开始出汗，这时如有风吹着，紧张即消失。如没有风吹着，则汗越流越多，直至变成"太平洋"。我越想停止流汗越是流得多，就想离开以解决流汗问题。离开令人紧张的场合后，汗不流了，紧张也消失了。请教授赐教！

13.体臭恐怖

每个人的身体都会发出气味，这是汗腺分泌物所致。个别人对自己的气味非常敏感，总担心自己的气味会让别人讨厌而不敢与人交往。

我是体臭恐怖患者，因为把汗臭当成了腋臭，害怕得要死，还在那里涂香水。后来因恐惧紧张而认为自己有病，经别人介绍去做了腋臭手术。更可恶的是医生在做完手术后问："那你到底有没有腋臭啊？"后来我又怀疑腋下的皮肤被我用香水和洗发液擦坏了，又逼爸爸带我去了一个认识的亲戚那里"做手术"，他操作了4分钟就说好了，我回来后也感觉好多了。过了一天又恢复原样，我才觉得是自己的心理在作怪。现在我明白汗液本来就是臭的，但我还是会害怕别人发现那里的秘密。

总之，社交恐怖症的症状是多种多样、复杂多变的，有的时候各种症状表现掺杂在一起，既有视线恐怖又有赤面恐怖，还有表情恐怖，很难说清具体属于哪一种类型。

第三章
社交恐怖症发病的心理社会因素

社交恐怖症的发病原因非常复杂，下面重点论述心理社会方面的因素。

一、心理因素

在心理因素方面，人格特征是社交恐怖症发病的主要因素。林雄标等人报告，艾森克人格问卷测查结果显示社交恐怖症患者神经质分和精神质分显著高于对照组，外向分显著低于对照组。社交恐怖症患者常有不健全的性格基础，病前多自卑、胆小、羞怯、被动、依赖、高度内向、易焦虑、易恐惧、苛求完美、过分自尊、敏感、固执、重视他人的评价、缺乏自信、有强迫倾向等。尤其是刚刚步入青春期的青少年，由于生理上的巨变和生活世界的突然开阔，自尊心日益增强，对社会和其他人的评价也变得敏感起来。在这个时期，如果在人际交往方面受到失恋、当众出丑等精神刺激后，常会在心理上造成较大的创伤，更容易在上述性格倾向的人身上引起焦虑不安和恐惧心理。社交恐怖症患者对自己的神态举止特别敏感，生怕自己在别人面前出丑。这样，便形成恶性循环，从而采取躲避方式。开始时躲避陌生人，后来竟连自己熟悉的人甚至连亲朋好友也回避了。由于强烈的害怕、恐惧心理，当事人在别人面前会出现面红耳赤、口齿不清、行为拘谨、心慌意乱、手足无措、心跳加快、手足发冷等反常表现。实际上，社交恐怖症患者的恐惧心理是一种自我暗示、自我加强的心理过程，他们所害怕的对象并非是其他人，实际上是自己吓自己。他们把许多实际上并不可怕的人在想象中带上了恐怖的色彩。所以，每时每刻都摆脱不了忐忑不安的心情，以致造成极大的精神痛苦而不能自拔。

实际上，社交恐怖最核心的原因是患者内心的自卑情结。我们每个人都有不同程度的自卑感，自卑感本身并不是变态的，它是人类进步的原因，因为我们都希望对自己所处的地位加以改进。如果我们一直保持着勇气，就能以直接、实际而完美的唯一方法改进环境，使我们脱离自卑这种感觉。没有人能长期忍受自卑之感，它一定会使他采取某种行动，来解除这种状态。如果一个人已经气馁了，如果他不再认为脚踏实地努力能够改善自己的处境，虽然他仍然无法忍受自己的自卑感，仍然努力设法摆脱它们，但是他所采用的方法却不能再使自己有所进步。社交恐怖症患者的各种行为都可以看成是为了摆脱自卑而产生的。

患者自我分析"社恐"原因

我目前深受视线恐怖和表情恐怖的双重困扰。自我分析：我自幼就有些性格缺陷，有完美主义倾向和强迫倾向；我属马，性格固执，敏感，脆弱。我的家庭环境不是很好，我父母是从河南农村来新疆投靠我的伯父的，那时物质条件很艰苦。我父亲原本也是个勤劳本分的人，就是有打麻将、赌博的不良嗜好，那时迫于生计的压力，赌博还不很厉害。父亲是那种安于本分、不好进取的人，而母亲心气特别高，虚荣心强。打我记事起，他们就经常吵架、打架，到现在还是这样，给我留下了很深的心理阴影。我还有两个姐姐，但是家里人在精神上基本不沟通，也沟通不了，我几乎感受不到家庭的温暖和家里人的爱。他们尽量满足我在物质上的需求，我觉得他们只关心我的物质生活条件。在思想上从不关心我，我太缺乏理解了。上学起，我继承了我母亲的秉性：心高、好胜、虚荣、内心脆弱。自从上初中后，我无论怎么努力也学习不好，并且学习成绩一年比一年差，可能是学习方法不对吧。那时候我的自我意识开始觉醒，性意识也觉醒了。我是那种内向自卑的性格，很少和同学玩。我现在终于明白我为什么那么自卑了，是因为我心中早已种下了自尊的根，我太要强了。我是农村来的，我的同学及周围人都是城里人。我内心总是想：我一定不要被他们看不起，一定要比他们强。初中时光在别人眼里是最美好的，可在我的记忆里很糟糕，相反我的小学经历却很值得回味。记得我在小学时学习成绩很好，穿衣服也很讲究，很爱干净，很注意形象。到初中以后，可能由于天天死学、苦学，不得方法，学习成绩下降了很多。内心的自责和青春期带来的影响，使原来注意形象的我一去不复返。我变得邋遢、成绩不好、自责、苦闷、孤独。从初二我就开始失眠了，一晚上一晚上睡不着觉，就像神经衰弱一样。我开始到医院看病，服用安眠药。那时候都是我一个人承受这些痛苦，父母都忙着生计，我多想有个人能听我诉说啊！有一年初中的暑假，我闲得没事干。除了打游戏机，和两三个玩得好的邻居到河坝上玩，在家没事的时候我就拿着姐姐借的几本金庸写的武侠书看。书中有些男女性事方面的描写，描写得比较艺术化，特别是女主人公刻画得很神圣，很高贵。自那以后我在面对周围形象较好的女生时都心存自卑。我觉得她们在我的心目中已被神化了，我脑海里那种性意识的萌动是对她们的荼毒，是对她们圣洁形象的玷污，这种思想在我心里结下了死结。我的学习失去了优势——这可能是我唯一可以炫耀的资本，在性意识上又陷入了误区。记得那时候，我在学习上的压抑转移到了性意识的萌动上。我的苦闷，我的孤独有谁知道？我从父母那里学到了压抑、忍受、冲突。我没有和别人交流过，没有人理解过我。我很少有机会参加课外活动，也没有和异性交流的机会。在同学们的冷眼中，转眼我上了高一。那时候我已有了抑郁症的样子，整个人郁郁寡欢。我的脑子不会动了，情绪很低落，自知力也下降了很多。后来，第四医院的医生到我们这儿开过一段时间的门诊，我去看了，说是抑郁症。我吃了抗抑郁的药，效果并不理想。寒假的时候我让父亲带我到第四医院看病，打针吃药，病情反而还严重了。我的心理负担也很重，毕竟是精神病院啊！祸不单行，我家那个时候又遇到绑架、敲诈。我那脆弱的神经整天瞎想，想着是谁会敲诈我们家，谁会绑架我，我都有了被害妄想，我快疯掉了。随着案件的告破，虚惊一场。我的自知力下降了一半，那时就想去第四医院再看看病。我周围的人都没注意到我有问题，我父母也不认为我生病了，他们也没有时间管我。后来我吃过中药，练过气功，但都没什么效果。

二、社会环境因素

在社会环境因素方面，很多资料显示社交恐怖症患者的发病与童年时期受到挫折及家庭教育方式有关。

1. 家庭环境及父母的教育方式

众所周知，家庭环境及父母的教育方式对个人的个性形成和心智水平的发展有着很重要的影响。社交恐怖症患者的家庭环境及父母的教育方式又是怎么样的呢？国内外学者对此进行了调查研究。Chartier 观察到社交恐怖症与以下因素正相关：与成人缺乏亲近关系、不是长子（仅在男性中出现）、家庭里的婚姻冲突、父母亲的精神障碍史、儿童时搬家超过3次、少年时期公平待遇及儿童福利的公正、9岁前需要特殊教育、离家出走、儿童期的身体和性虐待、降级、高中辍学等。数据显示一些童年时期的危险因素可能受到性别因素干扰，影响社交恐怖的发生。Swanson 等人还发现，恐怖症除与家庭结构、家庭教养方式有关系外，还与父母文化程度及出生次序等密切相关。

流行病学调查显示家庭环境内在因素在社交恐怖的发生中扮演着重要角色，如过度保护、过度控制、过度批评及虐待。路英智、林雄标等人研究表明，不良教养方式，缺乏来自父母尤其父亲的情感温暖和理解，过多的拒绝和否认，以及有关性的烦恼是中国社交恐怖症发病的主要影响因子。

家庭成员之间公开表示愤怒、相互攻击、矛盾重重、相处时脱离常规的道德观，或家长墨守成规、追求完美，这些都容易给子女造成心理冲突，使他们做事时犹豫不决，感到无所适从，不利于他们的社会化。父母对孩子缺乏关心、理解、信任和鼓励，孩子将会更多地表现出对事物的冷漠、忽视，并随着孩子不断成长，这种情况延续发展直至泛化为对周围的人和世界的一种不安全感，影响子女成年后与他人的顺利交往，使他们过多地体验无助、恐惧、不安、孤独感；父母的过分保护，阻碍了个体独立性和社交能力的发展；父母的过分严厉与惩罚，往往会造成孩子做事过于拘谨和小心翼翼，唯恐做错事而受罚，在社会交往中害怕自己的行为表现被人指责，故而把注意力放在尽量避免被外界否定上。对内过于苛求自己，甚至对一些正常的欲望也产生羞耻感和自责感。对外过分渴求他人的赞誉，致使他们担心失败，因此在社会交往中始终处于焦虑恐惧之中，从而出现回避行为。

我的重度社交恐怖症病因

我从小在家受到父亲的非人虐待及无理殴打，因无其他监督机构，导致长达 6 年的时间我都处于恐惧和担忧中，经常会想到死，精神恍惚。中学时我进入了一所很差的中学，经常被同学残忍殴打，但是因为我的目标为考出该校，所以我学习非常刻苦，成绩也很优秀。我的中考成绩 580 分，超过重点线 20 分，但因父母要求，我又留在该校高中部，超分数线 90 分。因对该校产生了巨大的恐惧心理，我不敢上学，对人充满敌意，不敢与人对视，精力十分虚弱。又跟以前的仇家发生矛盾，在混乱的帮派打斗中受欺负，又想努力学习，导致精力虚弱、易怒、怕见人、怕上学。到了高二，因为我症状过于严重而彻底休学在家调养。我的症状：神经症严重起来，身体极度虚弱却消耗非常大，胸口像压了几百斤重的石头，轻轻一碰就有要吐血的感觉；脑袋感觉被压在一个很小的盒子里，而且大脑像被搅拌机搅过一样，都是糨糊。持续耳鸣，头痛得要裂开，像被什么东西天天在挤压，每天上课必须趴着。一天要睡 20 个小时以上，而且不见好转，稍微一动就难受得不行。因为上火挖出过超级大的耳屎，有超大耳屎的这个耳朵在洗澡时被水浸过，中耳炎，两只耳朵几乎聋掉；看东西是平的，眼睛里所有东西无立体感，而且似乎是从一个很小的小孔往外看；每天晚上入睡困难，而且一睡着就做噩梦，梦里都是红色，梦中常常被非常恐怖的怪物追赶。每天要面对我极其恐惧厌恶的人和事，精力极其虚弱。感觉生命只剩下一口气，精神十分恍惚，无自我意识，如行尸走肉。无法忍受正常人可以忍受的许多事。对人恐惧，见人就躲。无法忍受噪音，哪怕非常微小的噪音也会引起我巨大的痛苦。一说话就像胸口要裂开一样，几乎要吐血或晕倒，更不要说上课讲话恐惧、出门恐惧等，这些在我小时候就已有了。

2.童年期的生活事件

童年期的生活经历对个人的人格形成及心理健康水平有很大的影响。如果一个人在童年期受到父母、老师或者其他监护人的虐待、不公平的对待，或者长期受到同伴的欺负、侮辱、耻笑，成年后更容易罹患社交恐怖症。特别是在童年期受到性虐待或者性骚扰后，青春期甚至成年后更容易产生对异性的恐惧，罹患异性恐怖症。我国学者钟友彬等研究发现，在113例社交恐怖症患者中，110例（97%）最后承认他们的症状带有性的意味，在被详细询问幼年经历的78例患者中，67例（86%）承认在青春期前有过主动参与的性经历。刘文等人的研究发现，61例社交恐怖症患者中有98%的人承认症状与性有关。胡建、于永达等人研究发现，57例社交恐怖症患者中，能回忆出有性不良经历者共45例，占78.95%。常见的童年性不良经历有：①偷看异性成人如厕或外阴部（30例，占52.6%）；②男女儿童互看或互摸外生殖器（27例，占47.4%）；③摩擦外阴部或手淫（20例，占35.1%）；④窥看成人裸体或性交（17例，占29.8%）；⑤模仿成人性交活动（6例，占10.5%）；⑥偷偷抚摸异性成人外阴部（4例，占7.02%）；⑦未能回忆出有性不良经历者（12例，占21.1%）。

还有资料表明，童年期频繁地转换学习生活环境，如搬家、转学等都会增加患社交恐怖症的概率。

病例

说说我不堪回首的18年

一直都想说说我的经历，说说我不堪回首的18年。我的经历要从11岁开始讲起。那年的暑假结束我就要上初中了，就在快要开学的时候，那时天还很热，有天晚上我在无意之中发现了父母的事情。这突如其来的事把我吓倒了，我一动不敢动，不敢喘气，生怕被他们发现也会对我那样。我浑身冰凉，没有温度，只有死人才这样吧。虽然并没太看清楚，但我猜到了，凭我那时仅有的从电视上得来的一点这方面的知识，我认为这是见不得人的肮脏的罪恶的事。白天见到他们我开始觉得害怕、恶心、厌恶。晚上只要听到隔壁屋里稍有点动静，我就恐惧得大气不敢出，用被子蒙住头和耳朵，不想听，不敢听。在学校里我开始变得沉默自卑，特别是在男生面前，我开始怕和他们接触，怕他们知道我身边有个这么危险丑陋的父亲，会因此歧视我。我也开始不和父亲说话，总觉得他不怀好意，处处躲着他，提防他；后来的好多好多年中我也没同他说过几句话。

过了不久中学开学了，我进了初中，这时已是秋天。在这个秋天里发生的另外一件事让我彻彻底底地崩溃了。一次学校包场看电影，我受到一个陌生人不严重的性骚扰。如果我再大一点儿，或许这件事对我也没有太大的影响。但那时我太小了，才 11 岁，我能有多少这方面的知识？而且从来也没遇到过。我怕了，再次体验到那种可怕的濒死的恐惧。我以为这样就是失身了，我不敢动不敢喊，怕被后排的男生看到因此对我产生非议，因为在这之前我已经对异性产生了恐惧。那天看完电影，从影院出来，我和邻居的一个小女孩一起走，外面的阳光很灿烂，可我浑身冒着冷气。我不敢告诉任何人，不敢告诉家里人，我怕会被家人瞧不起，会被斥责。于是我将所有所有的事情埋在了心底，永远地埋在了心底，直到十几年后。尽管我如此悲伤、恐惧，但我从不敢让任何人看出来。我想哭，但当着别人的面我又不能哭，只有在夜深人静的时候，家人都睡了，我蒙上被子，偷偷地、拼命地压抑着，无声地让眼泪肆意流淌。我们姐妹三个睡在同一个屋，她们竟没能发现，你说我隐藏压抑到了什么程度！好长好长时间，有十几年吧，我一直觉得喉咙那儿堵得很难受，是因为压抑。在学校里，我也没办法学习了，坐在课堂上我的脑子里全是这件事情，有时就偷偷地流出了眼泪。我独自承受着这些事，无时无刻不深陷其中。对异性的恐惧之中带着深深的自卑，可以说是我的自尊心全面地崩溃了，没有了尊严。我开始远离童年时的伙伴，独来独往。我觉得我是个很令人讨厌、令人鄙视的人，别人都瞧不起我，我恐惧自卑得不敢走近他人。

有一天，我走在上学的路上，快到学校的时候，迎面走来三个男孩子。我突然之间不知道眼睛该往哪里看了，很无助，很慌乱。我看到在他们身后不远处有一棵大树，于是就死死地盯住那棵树，直到他们从我身边路过后走远了。我想，从那时起我就不敢正眼看人了，也怕让人看到我。正常的人谁也不会有意识地考虑自己的目光，在这之前我也从来没有这种感觉。走在放学的路上，我感觉周围的人离我那么遥远，这也是我第一次有这样的体验。那时因为没看过心理学方面的书，所以不会去对号入座，没有得病的意识，只是纠缠在自己的事和深深的恐惧之中，痛苦得不知如何是好。

好多年里我还在想，如果我没有遇到这些事会如何如何。这一切都是发生在 11 岁，从那时起，我不再与任何异性有来往。其实 11 岁时我已完全无法学习了，但这一切我又不能跟任何人说。上课的时候，由于周围都是男生，老师也是男的，我根本没法学习，只有无限的恐惧。我独来独往，但又怕被人嘲笑说我无人理睬。我不再笑，在后来的十几年里，我不知道笑是一种什么感觉。曾经我对着镜子勉强露出笑容，但我看到的只是一张悲伤的脸。嘴角被两手拉扯着勉强地向上翘着，很难看，整个面部肌肉都紧绷着。初中时班里的一个男生在背后给我起了一个外号——冷血动物，这还是通过我妹妹知道的，因为我已经远离人群，不再和他人来往了。当从妹妹口中得知这件事后，我心里涌上一种很难受的感觉。现在想想他也不一定有什么恶意，只是我在病中太敏感了。因为我看起来呆呆的，学习也不好，别人以为我很笨，甚至还有极个别人把我当弱智看，欺负我。我无力反击，因为我怕。我也不敢和家里人说，怕他们斥责我，尤其是姐姐。初中毕业的时候因为想逃避过去的同学，我就复读了一年，给家长的理由是想考个好班。复读后还好，那一年换座位与女生同位的时间长些，学习还可以。只是一调到与男生同桌时，我就战栗，恐惧。整个高中，我都没有学习，实在是没法学习，坐在课堂里对我来讲是种痛苦的折磨。我怕同学，怕老师，怕所有的人。我怕别人看到我，也怕别人的眼神。从 11 岁开始，所有的假期我都待在家里，不敢走出家门一步。我一直把自己裹得很严实，不让别人看出我不正常来。在病中我很敏感，也很脆弱，脾气也很坏。别人无心的一句话可能就会引起我情绪的大爆发，当然这种爆发也只是偷偷地躲起来爆发。从得病起，除了上学外，我不仅总躲在家里不敢出门，就是有亲戚及家人的朋友到我家来玩，我也都是藏在一个小屋里。一动也不敢动，不敢大声喘气，不敢弄出动静，不敢出这个小屋门一步。因为我怕被人知道我在家里而不出来接待他们，我也怕见他们，认为亲戚都把我看成弱智。一直以来，我活得生不如死。

三、传统文化与社交恐怖症

近些年来，许多心理学家都尝试对社交恐怖进行解释，并提出了不同的学说，但没有一个学说能够完全清楚地解释已知的各种病前情况（产生原因）及病后的表现。在临床上常常可以见到这样的社交恐怖病例：患者从小害羞、怕见人，又特别爱面子，争强好胜，并且一直缺乏社交训练，也没有任何兴趣爱好，充其量只是会啃课本，考试总是名列前茅。从青春期开始，他们的社交恐怖症状便明显严重起来，但心理学者和医生们却往往找不到什么确定的发病诱因。

哲学和心理学的研究告诉我们，在人的内部，起决定作用的是人格结构。是人格结构决定着人们将要做什么，以及如何做和为什么做，而这正是文化特质和模式之所在。人类创造着文化，文化也在不断影响着我们人类。特定的人格结构是特定文化结构的缩影，人类的许多心理疾病包括社交恐怖症，从深层次的因素来讲，与个体所在的社会文化有着深刻的关联。

（一）心灵在传统文化与外来文化的碰撞中挣扎

目前中国正处于文化转型过程中，随着社会变迁的加速和深入，传统文化以前所未有的规模和速度与外来文化进行着相互交流和碰撞。外来文化中的娱乐时尚、行为方式、理论思潮和价值伦理对人们既有的文化心理形成了外在压力和冲击，这使人们在观念和行为上不同程度地有了一种"两脚踏东西文化"的心态：对传统伦理的依恋和归属与对外来文化的冲动和向往同在，既有新的文化视野带来的新鲜感和喜悦，也有文化碰撞导致的失落和苦闷。传统价值的导向作用趋于弱化，而"舶来文化"嫁接的价值规范尚未确立。个体的心理经历着价值空缺、规范松弛的失序和阵痛。

1. 文化变迁使社会适应变得困难

在消息闭塞、社会关系相对单一、生活节奏单调而缓慢的传统的中国社会生活中，文化环境单纯而且相对稳定，个体的文化适应是在文化传承过程中自然而然实现的，人们容易保持内心的满足、恬淡和平衡，因而个体对社会的适应几乎是顺理成章的。但是，社会的现代化进程却对此提出了挑战。因为呈加速度运动的现代化过程"是一种心理态度、价值观和思想的变化过程"，它深刻改变着人们的精神和心理状态，改变着人们在社会生活中的人际关系、交往规范和行为方式。社会的这种迅速变迁要求个体做出相应反应，以实现与时代的同步发展。因此，个体生活的文化环境具有更大的多变性和不确定性，社会生活适应的难度剧增，人们害怕与人交往的心理也就随之产生，严重的就成为社交恐怖。

2. 文化交融诱发"双重人格"

在这种传统文化与外来文化冲突与选择互动的文化背景之下，人们都不同程度地具有"双重人格"的特点。一方面人们充满了对超前思想、现代观念和新型人际规范的向往，充满了对传统文化的反思和叛逆；但另一方面，传统文化的深厚积淀又使人们对传统的思维定式和行为模式表现出认同与习惯。美国社会学家阿尔文·托夫勒曾经把这种由于内在的文化创新和外来的文化移入引起的文化急剧变迁对人们的心理和生活造成的冲击和震动称作"未来的震荡"，认为"它使人们在一个极短的时间里承受过多的变化之后，感到压力重重、晕头转向以及不知所措"。文化转型所导致的"双重人格"，不仅使人格的内在平衡，即个体的价值需求倾向、个性心理特征、自我行为调节这三方面的平衡变得困难，而且使人格的外在平衡，即个体和社会文化关系的协调趋于动荡不定。人格结构的内外失衡导致人们对自我和他人的认知产生不同程度的混乱，使人们对人际交往感到无从下手，畏惧与逃避人际交往的心理也就随之产生。

3. 表层观念与深层文化的错位导致内心痛苦

随着改革开放的深入，确实有许多人的观念发生了迅速的变化，但深层次的文化问题和人格问题并没有得到解决。人的大脑接受新的观念、新的知识非常快，但要在思想深处进行调整就不那么容易了。当个体深层的文化结构还没有改变的时候，又输入新的思想观念，这应该说是悲剧性的。因为这意味着个体深层的文化同表层的观念形态是错位甚至是对立的，这样会导致人们心理的矛盾与分裂。现代的中国人是幸运的，因为赶上了经济和文化发展的好时代；但现代的中国人也是不幸的，因为他们因此而必须忍受内心深处矛盾和分裂所带来的痛苦。一切都是不固定的，一切都让人无所适从，一切思想和观念都得不到有力、有意义的支持，人的肉体和精神就好像在空中飘浮，无根无蒂，永无宁静。

（二）传统文化中具有诱发社交恐怖的因素

人的本质属性是社会属性，人从其本性上说是需要同他人产生联系的。人格也是从与他人的关系中形成的。而社交恐怖就是在个体对自我、他人及整个交往系统的矛盾认知和不良体验中产生的。相对现代文化来说，中国传统文化中有许多成分都有可能成为现代社会诱发社交恐怖的因素。

1. 中国传统文化中对"自我"的认知

自我是人格的主体部分。根据心理学研究，"自我"可分为三个层次：一是内在自我，二是人际自我，三是社会自我。作为单独的个体，每个人都有自己的内在自我，这是"我"之所以为"我"的根据所在。但是，任何单独的个体也都是生存在同他人的关系之中，都是作为社会的一分子而存在，所以又必然具有"人际"的自我和"社会"的自我。由于任何人都既是他自己，同时又必须同别人或群体相联系。所以，每个人的人格结构都包含着这三个方面。但是在这三个方面中，究竟哪一个充当了人格的核心，这便可以区分不同的人格类型，不同的人格类型便是不同文化类型的折射。

西方人的人格构成是以内在的自我为核心。在西方人看来，一个人要成为什么样的人，不是由其他任何人决定的，而是由自己的内在自我决定的，人际自我和社会自我都是在内在自我的支配下实现的。作为个体的人，只有从其所属的各种社会角色和社会关系中跳出来，才算是真正把握到内在自我，也才算真正把握到了作为个体的"人"。如果没有经历过"从所有的社会角色中撤出，并且以'自我'作为基地，对这些外在的角色做出内省式的再考虑"，那么，这个人就变成了一个没有自己面目的"无名人"。这是西方人对自我的看法，这种看法无疑会让个体更加尊重自我，顺从自我的召唤去行动。

中国人是以人际自我为核心来铸造自己人格的。以人际自我为核心，就是说，人在构建自己人格、决定自己将要成为一个什么样的人时，主要不是从自己的内在自我出发，而是从他人对自己的要求出发进行自我设计。换句话说，不是自己给自己定义，而是由他人给自己定义。这一点突出地体现在儒家学说上。儒家曾对"人"下过一个定义："人者，仁也。"是以"仁"来定义"人"。所谓"仁"，许慎在《说文解字》中说："仁，亲也，从人从二。"可见，"仁"就是强调"二人"之间的关系，打破人的独立状态。这一点在中国文化和中国人格结构中体现得非常明显，中国文化正是在两个或两个以上的人之间的关系中构建人们的人格，进行人的设计的。在中国最常见的人际关系有五种（"五伦"），即君臣、父子、夫妇、兄弟、朋友。每一个中国人都首先在这五种关系中接受定义。

因为重视人际关系，以人际自我为核心，所以中国人对自我的要求也就同西方人不太一样。儒家是要求每个人都能成为"仁"人的。但什么是"仁"？孔子的定义是："仁者爱人。"强调"爱人"，就表明他是从人际关系上考虑自我，定义自我的。与之相关的还有"恕"，"恕"就是"推己及人"，就是"己欲达而达人""己所不欲，勿施于人"。这里的意思是，考虑问题应该将对方放置在自己的位置上来进行，亦即从对方着眼，为对方着想。这是人际自我的另一种表现形态。

中国传统文化从来不是孤立地对人进行定义，而是在同他人的关系中定义。黑格尔曾说，对某物的定义，就是对某物的限定。用他人对自己定义，就是用他人来限定自己。在文化观念、人际关系纷繁复杂的当今时代，如果我们总是有意无意地用周围各种各样的他人观念来限定自我，那么最终的结果就是丧失内在自我，而一个丧失内在自我的人是无法拥有正常的人际交往的。

2. 传统文化对"个体独立性"的认知

由于中国人以人际自我来构建自己的人格，因而，他们的内在自我实际上是由他人内化而成的，比较缺乏个人独立性。严格地说，在中国传统文化中，独立的或者纯粹的个人是没有意义的，因为他的内核空虚且没有内容，即没有经过定义。只有当他与他人或社会发生关系，并在这种关系中被定位，获得某种人伦或社会角色时，他才会获得自身的属性和意义。

中国人喜欢用社会角色来称呼每一个人，道理即在这里。比如某某书记、某某主任、某某部长等，就是用社会角色代表的群体来对个人进行界定。中国人对别人很少直呼其姓名，因为这不能够体现出被叫人的身份、意义和价值。即使没有或不便用社会群体角色来称呼的，如在家里家外，也要以他（她）与另一个人的关系来相称，以体现他人对他（她）的定义，如称"孩子他爹""李家大嫂"等。而在西方，称对方的名字则是最常见的现象。甚至常有儿子对父亲直呼其名，这样称呼在中国是被视为最没有礼貌的。在中国人的心目中，未成年人是很少具有社会意义的，因为他只具有一种自然的人际关系——血缘关系，尚未形成社会性的人际关系。只有当他成年之后，在社会上充当了某种角色，即所谓"立业"时，他才具有社会意义。同时，作为一个成年人，他（她）也有待于一种新的人伦关系的建立来对他（她）进行确定，那就是"成家"。"男大当婚，女大当嫁"，表面上似乎只是一个生理上的必然，但实际上也包含着文化的意义：你的存在有待于你的配偶和子女给你定义，赋予你意义。如果一个人已经成年，但尚未成家，那么，作为最重要的人际自我中的一部分就是残缺的，你的定义就是不周全的，你的意义就是有所缺损的。

传统文化中个人缺乏独立性，有待于他人和群体的定义，使得个体在内心深处非常在乎他人和群体对自己的评价，害怕在交往中给别人造成不好的印象，引起别人不好的反应。这就会导致在交往行为发生前，个体就对自我的交往技巧和交往能力产生较高的期待，总希望自己能以超群的口才和举止得到他人和群体的称赞与喜欢。而怀有这样过高自我期待的人，在交往中就不可避免地会遭遇挫败，这时个体就会认为自己欠缺社交能力，从而每次在与他人或人群发生联系之前，都会产生紧张害怕的心理，而这正是社交恐怖症产生的重要原因之一。

3. 中国人的"他人"位置与"耻感"文化

西方人同他人交往，总是倾向于同对方保持适当的距离，以维护自己的独立性。在西方思想史上常常会出现"自由""人权"等思潮，这都体现了文化对个体的尊重。而这在传统的中国乃至整个东方世界中简直微乎其微。在中国人的深层意识中，"自我"不是上帝，"他人"才是上帝，因为"我"的意义是由他人给定的。这一点我们可以在中西伦理不同的心理基础上看出：西方人的伦理意识根植于"罪感"；中国人则根植于"耻感"。"罪感"是建立在个人意识和对自我充分认定的基础上，是理智地意识到自己"有罪"；"耻感"则是建立在他人的意识之上，是感觉到自己在他人眼里"可耻"。前者无须面对他人即可产生，后者则是只有在面对他人时才会发生。前者属于个人伦理，后者则属于群性伦理。

"罪感"无须"他人"出面，只看事情本身"对不对"，只是以内省的方式审视是否违背"自己"的原则，如果有，尽管没有他人在场，也会感到不安和有罪。而"耻感"则必须有"他人"在场，并以他人的看法为转移。从构字法来看，"耻"，从"耳"从"止"，是指自己在听到他人的议论后，就将原想做的事情停止了。"耻"的另一种写法"恥"，从"耳"从"心"，是指听到他人在说自己，心中马上就感觉到了。都是从"耳"。从"耳"即为"听"，而"听"当然是以他人为对象。所以"耻"总是依赖于"他人"的存在。"耻感"的根源是在"他人"，而得以发生的机制，就是他人之"言"，即他人的"品"和"评"。"品"是三个"口"，即众人之口，亦即大家对你的评论。而"评"，从"言"从"平"，意即用议论来铲除你不该有的东西，使你同他人一样。所以，中国人的"耻感"是建立在他人对自己评论的基础上。中国人唯恐被他人议论，唯恐有人说三道四，亦即"人言可畏"的心理就源于此。

也正因为"人言可畏"，才需要认真对待，才会出现道德意识。而中国人道德的实质，就在于将他人对自己的要求转化为自身内在的行为倾向和价值取向。建立在"耻感"基础上的道德意识，既有积极的一面，也有消极的一面。积极的一面在于它能够使个体重视对方，替对方考虑，与他人的关系易有人情味。因为人毕竟是社会的人，毕竟要同他人相处，在提高相处质量上，这一思路能够起到积极的作用。消极的一面则在于它容易让个体将人际关系变成应付，将与他人的相处仅仅理解为"做人"，从而产生出"面子"意识、"被看"心理，同时使得个体不得不忽视、压抑个性而追随大流。这些就使得许多性格内向的人感到人际交往是一种负担，既想和人交往，希望在交往中得到他人的认可，体验自我的价值感，但又害怕交往不成功，受到他人的冷落或耻笑。因此在交往中他们变得思前想后，优柔寡断，内心非常矛盾，久而久之，在人际交往方面就产生了困难。

4.传统文化对"私人状态"的否定

在西方语言中，"私"是一个中性词。"私利"就是个人利益，"隐私"就是个人秘密。这些都是正当合理且受法律保护和社会尊重的。但在中国的语言中，"私"则是贬义的。

在正统的中国文化中，多少年来，私人状态始终不发达，甚至是被否定的，那些提出个人利益要求的观念，往往也被极端化或者丑化。如"拔一毛而利天下，不为也"，这是被正统文化所不齿的。在中国人的意识里，夫妻、挚友之间是不应该有秘密的，即使有，也少得可怜。这并非有什么人在强迫个人交出私人秘密，而是在他自己看来，根本没有保留这些秘密的必要。他希望让他人看到自己的全部，毫无保留。否则，他的心理就会不安，觉得对不起人。

应该注意的是，重视私人状态，并不意味着一定是私心泛滥；而缺乏私人状态，并不一定是大公无私。自私和私人状态有联系，但不是一回事。在西方文化中，由于"私"是被肯定的，所以也是公开的，那么就有相应的规则，即法律对其进行调整及保护。而中国人认为"私"是见不得人的，所以要被隐藏起来或包装之后才拿出来。例如最常见的形式是通过利人来利己。老子说："将欲夺之，必固予之。"先给后取，多给少取。有了给，后面的取就变得光明正大、理直气壮了，即为自己的私心提供了充足的理由。孟子也说："爱人者，人恒爱之；敬人者，人恒敬之。"这里的言下之意是，你要想别人怎样待你，你就必须怎样待人。个人的"私心"通过为他人着想的方式表现出来，才能够给人的心理以安宁。

这种对个人正当利益、个人正常需求的否定，使得中国人在实现自我利益，即便是正当的自我利益时，都势必要拐弯抹角，偷偷摸摸。这让现代人，尤其是已经接受、认可了西方文化中很多关于"私人""自我"观念的年轻人，非常矛盾。一方面他们非常尊重个人利益，个人隐私，希望能够充分实现自我，羡慕西方世界个人利益神圣不可侵犯的现实；另一方面，他们又认为舍己为人、大公无私这样的行为是非常高尚的，集体利益和国家利益应该高于个人利益。在两种文化价值的交织中，他们很难老练、圆滑地将二者结合起来，在现实中既能实现个人的既得利益，又能履行中国传统的道德理念。因此，在他们眼中人与人之间的关系就变得非常复杂，难以把握，与人交往也就成了一件让人很不舒服的事情。

5. "群体"对于"个体"的意义

在西方，群体以组成它的个体为出发点，以个体的独立性为前提。所以，尽管也存在着个体对群体的依赖和认同，但这是属于自己的自由选择，是由自己的意志决定的，而且是以自己个体的目的和利益为前提。在最深层起支撑作用的，仍然是一个纯粹的自我。西方人常常变换自己的工作，虽然有多种原因，但使自己保持相当的独立性，则是一个更为深刻的原因。根植于个体本位和个体意识的西方人以自我实现为人生第一原则，形成追求人生意义的价值张力。由于没有一个外在的群体凌驾于个体之上，自己的行为就无须对谁负责，一切都是由自己自由选择，一切后果也只是由自己来承担，所以西方人能轻装上阵，无所顾忌地去猎取名利，实现自我，甚至冒险、丧生也在所不惜。同时认为在契约和法律的允许下，以自己的能力去获取更多的利益、追求更大的快乐，这本身是值得肯定的。

中国人则不同。中国社会的群体本位和中国人的群体意识，使我们无法超越所属的群体，相反，总是使我们时时刻刻意识到群体的存在，思考着群体的利益。这样，个体的一言一行就不是个体本人的事，而是群体之事了。这种群体就好像一个沉重的包袱，压在每一个个体的身上，使我们干任何事都要思前想后，步履维艰，唯恐有辱、有损于所属的群体。这种沉重的责任感使中国人产生强烈的忧患心理。这个忧患不是对个人利益和安危的患得患失，而是忧群体之利益，乃至忧天下之利益和得失。"先天下之忧而忧，后天下之乐而乐""向来忧国泪，寂寞洒衣巾"，就是这种忧患心理的写照。

实际上在传统的中国文化中，个人的成长过程就是一个不断提高对群体（家庭、学校、工作单位、党派等）的认同性和依赖性的过程。中国人的自我本来就不是独立的，自我的价值和意义是由他人和他所属的群体所赋予的，所以必须将自己投入这个群体之中，通过对它的认同寻求自身存在的价值与意义。在传统文化中，理想、成熟的人格就是那种确立了以人际自我为核心、具有他人意识和群体意识的人格。在这样的文化中，个体没有独立性，没有自身的价值标准，一切行为的最后根据不在个体本身而在群体。在某一个个体来到这一社会、群体之前，这一群体就已经将他定位了，所以中国人无论在何时何地出现，他都不是以纯个人的身份，而是以所属群体的身份出现，或是家庭，或是党派，或是民族、国家。而这个社会中的个体也只能通过社会、群体对他的定位才能获得自身的价值。

当个体的某些行为与群体的某些既定规则不符或者因为其他种种原因，导致自己不被群体关注和认可，这就意味着这个个体是没有个人价值的，对那些非常关注自我价值的个体而言，这是一个非常可怕、难以接受的现实。而个体对这一现实的反应可以是以新的行为积极获取群体的认可，从而获取自我价值，也可以是忽视这个群体的评价，重新寻找属于自己的新的群体，获取认同与价值感。但对于那些在一定时间内，在现在所属的群体中无法获取价值感，同时也没有勇气和魄力离开的个体来讲，他们只能默默忍耐着内心的煎熬。在这些人中，有的在忍耐中逐渐麻木，降低了对自我的期待；而有些人则背着沉重的自我价值期待，与他人进行交往，这些人往往容易出现社交障碍。

6. 中国的面子文化与社交恐怖症形成的关系

中国的面子文化如影随形地伴随着中国的社交恐怖症患者。面子的内涵和取向是多元化、多层次的，中西方在面子的内涵与取向方面有着很大的差异。面子的这种不同内涵和取向，作为一种影响因素，对生活在其中的人心理和人格特质的形成，起着至关重要的作用。西方人认为上帝面前人人平等，人们高度重视个人的权力和价值，人与人之间的关系基本上是平行的，个人的成败是个人的事情，与他人无关，别人也不会特别关注。所以西方人所谓的面子指的是个人的面子，是个体取向。他们使用面子功夫（给别人面子和保留自己的面子）主要是为了人际交流中的相互合作，强调面子的协同作用。他们在交流中既重视正值面子（希望得到别人的承认和赞许），也重视负值面子（一个人在某种范围内的权力，强调他们的权利不完全受某社团或社会价值的支配，尤其是他的行为不受别人的妨碍和强迫，最低限度地考虑别人的需要和兴趣），因此既使个人保持一定的独立性和自主权，也使他人的独立性和自主权得以维护。正是由于这种个人的价值取向，以及自我独立性和自主权的保持，他们在遭遇失败或挫折时，有可能产生的是无用感和自责自罪，其情绪体验是抑郁，较少会因"丢脸面"而引起恐怖。

中国社会受儒家文化、地缘文化和农耕文化的影响，人们非常重视自己与家庭及自己所属群体之间的关系，人与人之间的关系是交叉的、立体的、网状的。在这种关系状态下，一方面，个人的成败，并不单单是自己的事情，而是与自己的家庭和所属群体有着密不可分的关系。它关系到自己的家庭和所属群体的切身利益和"脸面"问题，一荣俱荣，一损俱损。另一方面，社会对每个人都有角色要求，当个人的行为符合社会情境角色要求时，就是成功的，他人也会对自己有一个好的评价，自己就感到有"脸面"，能够面对他人；相反的，如果个人的行为不能符合社会情境对个人的角色要求，就被认为是失败的，他人就会对自己有一个不好的评价，自己会觉得"丢脸"，愧对他人。从内涵方面来讲，中国的面子文化比西方的"面子"大得多，总括起来有五个方面的内容。一是人际关系。在社会交往中，中国人不但要顾自己的脸面，还要顾及别人的脸面，使建立的人际关系得以维护和保持。二是成为社团成员的入场券。人们"争脸面"是为了使社团接受自己。三是和社会地位有关。得到了优越的社会地位，也就为自己和相关的人争得了脸面，大家就能从中获得荣誉和利益。四是与社会秩序有关。若一个人违背了道德标准，违反了法律，就会使自己和家人"丢脸"。五是和自尊有关。脸面和自尊都是来源于父母的早期评价和解释，并需要在社会活动中才能得以实现。自尊是一个人的精神内核、生命支柱。它是个体在社会实践过程中对自身价值、重要性和能力的一种评价体验。这种评价不但来自自身，更依赖于他人。"丢脸面"会使自尊降低，有时在社会交往情境中出现的"死要面子"的行为，实际上就是为了维护自尊，使自尊心免受伤害。从此可以看出，在中国社会里，这种由儒家文化衍生出来的面子文化，有着自己独特的不可替代的功能，它调整和维持着人际关系，保证人与人之间关系协调和整个社会秩序稳定，并使个人有一种归属感和安全感。

四、社交恐怖症的认知特征

这些年随着认知心理学在中国的传播，越来越多的医生意识到认知—情感—躯体是互相作用的，而且往往是认知决定情感，情感影响躯体症状。为什么有些人见了人会吓得发抖，有些人却特立独行？最关键的差别就是他们对所见者的看法不同。比如乙认为甲是个大人物，对自己很重要，他见了甲自然会紧张，丙认为甲对自己没有太大影响，见了甲自然就不会紧张。有些医生认为社交恐怖症患者具有一些共同的认知偏差，似乎可以依此将社交恐怖症分成若干种类型。常见的引起社交恐怖症的认知偏差大概有以下几种。

第一，我的个人价值取决于别人对我的看法，我应该让每一个人对我满意，赞美我。有一个患者要求自己见了每一个人都要有"灿烂的微笑"，否则就是不适应社会，后来越微笑就越不满意自己，越不满意就越刻意练习微笑，最终发展为怀疑他人议论自己表情不好，不敢见人了。大家的价值观都不尽相同，试图讨好每一个人的结果就是疲于奔命，最后可能发展为社交恐怖症。顺便说一句，社交恐怖症患者往往从事社交工作，这是一件很有意思的事情。

第二，人与人之间都是相互利用的关系。如果一个人试图讨好所有人，那他必定没有自己的人生观、世界观，也没有自己做人的原则。如果患者持有这样的想法就很可能把人际关系理解为互相利用的关系，认为人与人之间很少有诚信可言。这样为人处世可能给人留下不好的印象，让别人觉得患者是一个口是心非的人。周围有些人可能用"以其人之道，还治其人之身"的办法来对付患者，这样一来，患者就有可能觉得世界上的人都是在互相利用，都没有自己做人的原则，这就构成了一个恶性循环。一个在人际交往上缺乏安全感的人是很容易出现社交恐怖的。

第三，大家都要伤害我。有这种看法的人可能在童年时受到过很大的伤害，对人有敌意，周围的人察觉到这种敌意后也可能用类似的方式对付患者，这样患者的"大家都要伤害我"的信念就会一直持续下去，对周围的人有敌意和戒心，最后可能发展为社交恐怖。

第四，社交就是礼仪。其实社交的内容是交流思想和感情，患者却往往把社交当成了形式，专门研究自己的表情、姿态，对社交的内容并不放在心上。有的医生建议患者每天找若干人练习说话，结果患者最后找若干人练习表情、语音、语调去了，越练习问题越严重。笔者对这类行为矫正的看法是：社交是否有实际的内容？如果没有，那就不必搞什么形式主义了。正如保险公司评估业绩不是看语音、语调，而是看卖了多少保险一样。

第五，任意推断。由于敌意或者隔膜，患者往往缺乏同他人的沟通，不了解他人的想法，好猜疑，常常主观推断他人的想法。比如患者自己觉得没有控制好表情，就因此推断大家都在议论他，这也是导致社交恐怖的重要因素。

以上五种是常见的认知偏差，除了这五种，还有一些，比如有些很自恋的人认为自己无所不能，对社交的期望很高，达不到要求就可能出现社交恐怖；一些性压抑的人规定自己看人只能看特定的部位，看别的部位就

"不道德"，最后因为管不好自己的眼睛而不敢见人；等等。

如果不纠正认知偏差，只是在情感和躯体症状上下功夫，效果自然是有限的了，所以现在有人在治疗社交恐怖症时提倡注意纠正认知偏差。社交恐怖症患者的价值观是一种"小学生价值观"，只注意他人对自己的评价，不会自己评价自己，必须培养自己独有而又能与他人共享的价值观。对于那些对人有明显敌意或者喜欢利用别人的患者，必须重新培养其人际交往模式，先从医患关系做起，再慢慢扩大。对于认为社交就是礼仪的患者，可以提倡其关注工作的业绩，用森田疗法治疗。对于任意推断的患者，可以培养沟通技巧，让他们学会批判自己的任意推断思维。

随着时代的发展，社交恐怖的症状也发生了变化。中村报告，1996年，东京慈惠会医科大学第三医院精神科对初诊为对人恐怖症的63例患者（男性46例，女性17例）症状的出现频度进行了总结，其中，对人紧张占73%，他人视线恐怖占36.5%，自己视线恐怖占20.6%，表情恐怖占9.5%，赤面恐怖占7.9%，自己臭恐怖占7.9%。与1975年近藤的调查相比，症状统计结果出现了很大的变化。近藤的调查中，对人紧张占38%，视线恐怖占23.8%，赤面恐怖占17.5%。当时对人紧张及视线恐怖的症状比较笼统，而现在症状分化很明确，对人紧张和视线恐怖明显地增加了，而赤面恐怖在明显地减少。对人恐怖还和其他症状共存，与抑郁、无动机等共患率为42.9%，并发3个月以上闭门不出的有31.7%，传统的对人恐怖症主要是主观的焦虑、赤面恐怖等特异的症状，而现在发展为被动无力的形式，以回避、闭门不出为主要特征的对人恐怖症病例在逐渐增加。中国患者主诉自己不如别人并感到自卑，手脚发抖，身体震颤多见。

可见，社交恐怖的发生与心理因素、社会文化环境及时代因素密切相关。我国20世纪90年代出生的青年正处于发病高峰期，这一代人的社会文化环境与以前相比发生了巨大的变化。研究新时代青少年社交恐怖症状的主要诱发因素有何特点，对社交恐怖的预防与治疗具有指导性意义。

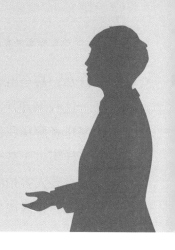

第四章
社交恐怖症的诊断

　　社交恐怖症在早期精神病学上又被称为"社交焦虑症"，焦虑是一种正常的、普遍存在的人类体验。在社交场合带有一定程度的焦虑对个体保持正常功能来说是必需的，但焦虑过分严重干扰了正常功能时则成为一种心理病态。

　　社交恐怖症大多起病于青少年时期（13~19岁），在这个社交、教育与职业发展的阶段，由于患者害怕和回避社交，导致其工作、学习与社交生活能力下降。主要表现为：①害怕被人注视与评价；②认为别人能看出他不自然的表情与窘态；③预计别人对他的评价是否定或蔑视的；④对害怕的场合回避或痛苦忍受；⑤在害怕的场合常伴有脸红、手抖、恶心或尿频等躯体症状。

　　症状轻微的患者只是在与人接触交往时表现出腼腆、害羞、不自然和紧张，不能充分发挥应有的交际能力。

　　某些患者在人多的场合便焦虑不安，因此尽量躲在不显眼的地方，严重者则回避这类场合。

　　他们害怕被人注视，有人注视时会焦虑不安，甚至脸红、出汗等，因而出门时总是低头行走，或选择避免可能被人注视的场合。

　　虽然与亲人、好朋友相处时表现正常，但一旦与陌生人接触交谈便会紧张、焦虑不安；有些患者表现恰恰相反，在完全陌生的人中间并不紧张，但在与认识或有过接触的人相处时便会特别焦虑不安，尤其害怕与权威人士晤谈，若不得已谈一次话后内衣便完全湿透，谈话时焦虑难忍，表现极不自然，甚至出现张口结舌、手发颤、心悸等。

这些患者常常害怕与人对视，害怕自己会用所谓的"余光"看人。即使向患者解释我们看东西时总有一定的范围，即视野，不可能使目光像激光一样集中于某一点，患者也懂此道理，但仍害怕会用余光看人。

有些人害怕的东西有些离奇，他们总感到别人的目光"特别凶恶""寒气逼人"，因此特别恐惧；另有一些人则认为自己的目光会伤害别人，因而不敢看人。

有些患者可以在人多的地方停留或行动，但害怕与人一对一相处，极力回避此种情况；还有的患者不害怕一对一的交往，但只要有第三者在场便会紧张焦虑得无法忍受。

某些患者不敢坐在教室前排，后面有同学便会如芒在背，所以总坐在最后一排。这类患者有人在旁边时就不能阅读写字，故不敢去图书馆，也不敢在教室里自习。有些患者甚至不能在公共厕所里小便，有人在旁边时就排不出尿。

总之，社交恐怖症的表现是各式各样的，但共同的特点是：患者知道不应该、不必要、没道理，可就是控制不住自己。少数患者比较敏感，如常认为有人在议论自己，但并未听清别人说些什么，也认为不大可能，但控制不住地要这样想，并因此而紧张、焦虑不安。

社交恐怖症的诊断比较简单，一般当患者在社交场合出现明显的紧张、焦虑或回避行为时便可作出诊断。现有的诊断标准有国际通用的美国的 DSM-Ⅴ和国际疾病诊断分类 ICD-10 中列出的较详细的社交恐惧诊断标准，以及我国的 CCMD-3 中的诊断标准。现主要介绍我国的诊断标准。

一、CCMD-3 有关社交恐怖症的诊断标准

CCMD-3 是《中国精神障碍分类与诊断标准》第 3 版的简称，其中关于社交恐怖症（社会焦虑恐惧症）的诊断标准为：

· 符合恐惧症的诊断标准。

· 害怕对象主要为社交场合（如在公共场合进食或说话、聚会、开会，或怕自己做出一些难堪的行为等）和人际接触（如怕在公共场合与人接触，怕与他人目光对视，或怕在与人群相对时被人审视等）。

·常伴有自我评价低和害怕批评。

·排除其他恐惧障碍。

社交恐惧常起始于青少年期，核心症状围绕着害怕在小团体中被人审视，从而导致对社交情境的回避。主要表现为对单一情境（如在公共场合进食、公开讲话或遇到异性等），或者泛化到（家庭圈子以外的）对几乎所有社交情境感到恐惧。患者通常伴有自我评价过低和害怕批评，会有脸红、手抖、恶心或尿急的主诉。恐惧症状可发展到惊恐发作，回避往往十分明显，在极端情况下，会导致完全的社会隔离。诊断时必须注意心理、行为或自主神经症状是原发性焦虑所致，而不是继发于妄想或强迫症状等。焦虑必须局限于特定的社交场合，对恐惧情境的回避必须是突出特征。如果社交恐惧与场所恐惧的鉴别十分困难，场所恐惧应予优先考虑。须注意，惊恐发作作为继发症状，可见于多种不同的精神障碍，如恐惧症、抑郁症等。处于惊恐发作中的场所恐惧症患者，常会体验到害怕和自主神经症状的不断加重，这致使患者十分急切地离开所在的场所。如果这种情况发生在特定情境，例如在公共汽车上或置身人群中，患者以后可能回避这些情境。同样，频繁和不可预测的惊恐发作可导致患者害怕独处或害怕进入公共场所。一次惊恐发作常继之以持续性地害怕再次发作。尽管如此，发生在确定情境的惊恐发作被认为是恐惧症的严重表现，因此应优先考虑恐惧症的诊断。诊断惊恐障碍，要注意发作也会出现在没有客观危险的环境，并非只局限于已知的或可预测的情境，尽管预期性焦虑常见，但发作间歇期基本没有焦虑症状。确诊惊恐障碍发作时还应符合病程标准，即在1个月中，至少有几次发作。总之，如果惊恐发作仅仅是恐惧症的症状或继发于抑郁症，此时如果已经符合恐惧症或抑郁症的诊断标准，不应把惊恐障碍作为主要诊断。

二、社交恐怖症的鉴别诊断

流行病学研究显示，社区的社交恐怖症患者中仅有小部分（约5%）为他们的状况寻求医生帮助，并推算出美国有240万患者没有接受任何治疗。1996年Weiller等在巴黎社区的一般医疗机构访谈了2000名连续就诊的患者，发现5%的患者被诊断现患社交恐怖症，在这部分患者中，仅 24% 被医生给予恐怖症的诊断。仅有 5% 的社交恐怖症患者以心理问题求助于医生,大量患者失去了诊治的机会。

妨碍患者就医的因素有:①缺乏信息,大众及医务人员不知道社交焦虑障碍是一种可治疗的障碍;②患者认为只是害羞或是性格问题;③因为每个人均在社交或职业场合体验过一定程度的焦虑,社交焦虑障碍患者的家人、朋友,甚至医生都认为只是一般化问题;④对精神疾病的羞耻感;⑤患者本身回避接触陌生人而不去看医生。

如何在患者中诊断社交恐怖症:①对非常害羞和拘谨的患者要注意有无社交恐怖症;②在酒精滥用者和有抑郁症状的患者中也要注意有无社交恐怖症,因为二者往往同病;③对有焦虑发作的患者,应确定是否主要在社交场合发生。

社交恐怖与广场恐怖及惊恐发作的鉴别诊断:①与广场恐怖难以鉴别时,优先诊断广场恐怖;②惊恐障碍的诱发情境在患者之间是明显不同的,而且惊恐障碍可在任何情境下发作,但社交恐怖症患者的惊恐发作只在社交或职业场合发生;③与回避性人格障碍存在较大重叠,有时难以鉴别。

已有一些专用量表用来评定社交恐怖症。他评量表有:① Liebowitz 社交焦虑量表(Liebowitz Social Anxiety Scale);②社交回避及苦恼量表(Social Avoidance and Distress Scale)。自评量表有:①害怕负性评价量表(Fear of Negative Evaluation Scale);②害怕问卷(Fear Questionnaire);③杜克简便社交恐怖量表(Duke Brief Social Phobia Scale);④社交恐怖和焦虑问卷(Social Phobia and Anxiety Inventory)。

社交恐怖症自我测试

是否患有社交恐怖症得由精神科医生来进行判定,一般也可用以下的专业测试表来进行测试:

1. 我怕在重要人物面前讲话。　　　　　答:(1　2　3　4)

2. 在人面前脸红我很难受。　　　　　　答:(1　2　3　4)

3. 聚会及一些社交活动让我害怕。　　　答:(1　2　3　4)

4. 我常回避和我不认识的人进行交谈。　答:(1　2　3　4)

5. 被别人议论是我不愿的事情。　　　　答:(1　2　3　4)

6. 我回避任何以我为中心的事情。　　　答：（1　2　3　4）

7. 我害怕当众讲话。　　　　　　　　　答：（1　2　3　4）

8. 我不能在别人注目下做事。　　　　　答：（1　2　3　4）

9. 看见陌生人我就不由自主地发抖、心慌。答：（1　2　3　4）

10. 我梦见和别人交谈时出丑的窘样。　　答：（1　2　3　4）

记分方法：

每个问题有 4 个答案可以选择，它们分别代表：1. 从不或很少如此；2. 有时如此；3. 经常如此；4. 总是如此。根据你的情况圈出相应的答案，此数字也是你每题所得的分数。将分数累加，便是你的最后得分了。

1~9 分：放心好了，你没患社交恐怖症。10~24 分：你已经有了轻度症状，照此发展下去情况可能会不妙。25~35 分：你已经处在社交恐怖症中度边缘，如有时间一定要到医院求助精神科医生。36~40 分：很不幸，你已经是名严重的社交恐怖症患者了，快去求助精神科医生，他会帮你摆脱困境的。

交流恐惧自陈量表（PRCA-24）

指导语：此表由 24 条表达你同他人交往时感觉的条目组成。根据这些条目对于你的适应程度，请在每一个条目前的空格里填上：①非常同意；②同意；③不确定；④不同意；⑤非常不同意。这里的答案没有对与错。许多条目彼此十分相似，不必为之担心。尽可能快地把你的第一印象填入。

_____1. 我不喜欢参加小组讨论。

_____2. 通常在参加小组讨论时我感到自然。

_____3. 我在参加小组讨论时感到紧张不安。

_____4. 我喜欢参加小组讨论。

_____5. 与陌生人一起参加小组讨论会使我紧张。

_____6. 我参加小组讨论时平静和放松。

_____7. 通常我在参加会议时感到紧张。

_____8. 我在参加会议时通常感到平静和放松。

_____9. 在会上被要求陈述我的观点时，我感到非常平静和放松。

_____10. 我害怕在会上表达我的意见。

_____11. 在会上的交往常使我不自然。

_____12. 在会上回答问题时，我非常地放松。

_____13. 同新认识的人谈话时，我感到非常不安。

_____14. 在交谈中，我说话时一点都不害怕。

_____15. 通常我在交谈中非常紧张不安。

_____16. 通常我在交谈中非常平静和放松。

_____17. 在同新认识的人交谈时，我感到放松。

_____18. 在交谈中我害怕说话。

_____19. 我对演说一点也不害怕。

_____20. 我在演说时，身体的某些部分非常紧张和僵硬。

_____21. 我在演说时感到放松。

_____22. 我在演说时思维变得混乱和不连贯。

_____23. 我期望我在演讲时充满信心。

_____24. 我在演说时太紧张，以致把我确实知道的事情都忘记了。

第五章
日本对人恐怖症的研究概况

当今世界报道社交恐怖症最多的国家无疑是日本，其社交恐怖症的发病率占神经症的 30%，远远高于其他国家，对社交恐怖症研究最深入的无疑也是日本。但日本有自己的概念，他们把这种疾病称为"对人恐怖症"，此概念的提出远远早于美国。

一、对人恐怖症概念的由来

在日本，森田正马于 1909 年最早报道赤面恐怖。1932 年又提出了对人恐怖症的概念，认为这些恐怖都是在社交场合发生的，并列举了赤面恐怖、视线恐怖、发音恐怖、表情恐怖、自己臭恐怖等许多常见的症状。

日本关于对人恐怖症的心理机制和症状学特征研究比较深入，研究范围从轻度的社交焦虑到严重的闭门不出。许多学者如西田、近藤、山下、笠原等都发现一些重症患者带有妄想倾向，这使其他国家的同行认为对人恐怖症不同于社交恐怖症。为此，1990 年日本专门成立对人恐怖症研究会，组织专家制订对人恐怖症的诊断标准，内容如下：

·在与人打交道时，对自己的态度、行为或身体的特征感到不协调。

·在与人交往的情况下表现出羞耻、困惑、不安、恐怖、发抖、紧张等持续性的情感反应，感到极度痛苦。

因为上述两条内容，不能和他人维持良好的关系（因感到不能被别人接受、被人瞧不起、被人疏远而烦恼）。

·回避感觉痛苦的社交场合，同时又对自己的行为产生抵抗情绪。

满足以上诊断标准，再满足以下 3 项，就可诊断为妄想型对人恐怖症。

·与自己身体特定的部位或者身体感觉相关，确信自己的身体有缺陷（如自己的视线、气味、面貌）。

·因为第一条原因，产生了给别人造成伤害或不愉快的妄想，而且确信无疑。

·因为以上的症状而确信别人逃避自己。

可以看出，对人恐怖症和社交恐怖症内容基本相同，但对人恐怖症包含了带有妄想倾向的重症。美国、德国、韩国的专家也报道部分患者带有加害妄想。中国医科大学秦晓霞在对 1992—1998 年这 6 年间住院治疗的 43 例社交恐怖症患者病例进行回顾性总结时，发现其中 32 例具有敏感性关系妄想。钟友彬也提到部分社交恐怖症患者存在敏感性关系妄想。而这些重症对人恐怖症患者，容易被诊断为精神分裂、强迫症等其他疾病而得不到有效的治疗。

在我国，临床上一直将社交恐怖症、社交焦虑症和对人恐怖症的概念混用。张明园认为，该病的命名应该用"社交恐怖症"还是"社交焦虑症"，是有争议的。DSM-Ⅳ 和 ICD-10 中不同的表述反映了精神科对此病认识的不完善，并存在着分歧。在我国，社交恐怖症识别率低、诊断不准确是导致治愈率低的直接原因。

因此，系统介绍日本对人恐怖症的研究进展，有助于我国学者研究社交恐怖症患者的神经、心理发病机制，探讨发病的主要社会环境因素、症状特征及与性格特点的关系，探讨运用集团森田疗法治疗社交恐怖症的效果及作用机制，寻求简单易行的治疗途径与手段。为我国社交恐怖症的诊断及治疗提供新的方法体系有非常重要的意义，而且势在必行。

二、对人恐怖症的症状特征

在日本，最早研究对人恐怖症的是森田正马。森田认为，因为在人面前有羞耻的感觉，而且为之苦恼，应该将其称作"羞耻恐怖"。森田列举了赤面恐怖、视线恐怖、发音恐怖、表情恐怖、自己臭恐怖等许多常见的症状，并认为是属于强迫观念的一种类型，用森田疗法治疗特别有效。

对人恐怖症除了囊括社交恐怖症的所有症状外，其主要特征是将自己臭恐怖、丑形恐怖、放屁恐怖、唾液咽下恐怖等这些特殊症状看成对人恐怖症，因为这些症状主要发生在与人交往的场合。而按社交恐怖症的标准，这些症状不可能归类为社交恐怖症。笠原、村上研究重症对人恐怖（如自己视线恐怖、自己臭恐怖），他们提出了"思春期妄想症"的概念。山下提出了"定型对人恐怖症"的概念，并指出这一类的症状带有妄想的倾向。这些症状的特点总结如下：

· 感觉自己的身体或自己的状态存在着缺陷，并且确信无疑。

· 这些缺陷给周围的人不愉快的感觉（加害关系妄想）。

· 因为以上原因，受到他人的蔑视或疏远，并确信无疑（关系妄想性）。

由于这些症状疑似妄想，患者常常被诊断为精神分裂，因此得不到有效的治疗。

1967年，日本学者西田报道：赤面恐怖在减少，而自己臭恐怖在增加。他指出由于社会的变化，人们对人的基本态度发生了改变，以前在别人面前的羞耻变成了在别人面前的那种胆怯，所以症状发生了以上的变化。

此外，日本专家对对人恐怖症的性别差异也进行了详细的研究，发现了对人恐怖症患者症状在男女之间的差别。

在调查的病例中，女性占34.5%，男性占65.4%；关系妄想重症对人恐怖中，女性占24.1%，男性占20.0%，女性平均年龄为24.0岁，男性为26.0岁，有显著差异。学历调查中，大学文化程度女性占24.1%，男性占49%。同胞关系调查中，女性中最后一个出生者居多（41.3%），而男性中以长子居多（40.0%），同胞关系的这种差异具有统计学意义。

主要症状的男女差异性比较：自己臭恐怖中，女性居多（女性17.2%，男性9.1%）；表情恐怖中女性居多（女性13.8%，男性5.5%）；在这些病例中，对人紧张在男女中都占最多的比例；在这项调查中，男性患者里，未发现神经性贪食症，女性有4例，占13.8%；以不上学为突出表现的，女性居多（女性17.2%，男性5.5%）；确认强迫行为的，男性居多（男性14.5%，女性3.4%）。

三、日本文化与对人恐怖症

日本学者认为对人恐怖症与文化有密切的关系，曾认为对人恐怖症是日本特有的"文化症候群"。日本对人恐怖症发病率占神经症的 30%，明显高于其他国家，特征与其他国家也有很多差异，如其他国家男女发病率基本相同，而日本男性明显高于女性。这与日本的特有文化是分不开的，现简述如下。

（一）集团主义

日本是一个位于太平洋西岸的岛国，由北海道、九州、本州、四国四个大岛和其他多个小岛屿组成。

日本文化是集团主义的文化，日本人尤其重视集体优先。他们服从集体，向集体妥协，希望把自己融入集体。为此，他们不惜牺牲自己的个性。日本人有较强的集团主义的大和意识，他们喜欢结团结社，同党、同乡、同窗、同公司，只要能找到一个"同"字，他们不需要更多的语言自然就很默契，也很快就协调起来，似乎相互关照是一种应尽的义务，互相之间义不容辞。

在社交方面他们只能靠他们的社交至宝"信赖关系"。不光是商业，在一般人之间也是一样，日本人最怕破坏的就是"信赖关系"。日本人不喜欢表现自己，言语不多，用他们自己的话来说，即"以心传心""沉默为金"。他们不善于辩论，更讨厌辩解，也就是说对上司不能讲理，更不能辩理，这也可谓是他们的美德。日本人不喜欢显山露水，更不善于口头表现，喜欢默默无闻地干实事。所以，代表集体的一个人在说话，九个人洗耳恭听，即使有不同意见，也要先听，然后配合集体行动。即使说话的人不是代表，不喜欢强调自我主张的日本人，也会把话听完。集体主义文化中人的自我满足感来自他们感知到自己与他人的关系。在这种文化中，当找到归属感、感到自己承担了适当的岗位时，人们会有良好的感觉。在集体主义文化中融入社会和完成自己分内的事是人们骄傲的源泉，而在个体主义文化中个人成就和独立性最被看中。

如果中国人在国外被抓为人质，所有中国人都希望政府尽力营救，并同情出国赚钱而遭遇不幸的中国人。日本人在伊拉克被抓为人质，被斩首，大部分日本人会埋怨这个日本人给国家添了麻烦，认为他被斩首是他自己的事情，不值得同情。日本人团结是因为生存需要，是一种本能。从面积和资源上来说，日本是个小国，如果不团结的话，在残酷的世界竞争中会被淘汰。

（二）娇宠与间人

土居健郎是一位精神科医生，在长期的医疗实践中，他注意到日本人有一种特有的心理特征，这个特征集中体现在日语的一个特有词汇"甘え"（娇宠）中。土居的"娇宠"理论认为日本人的对人关系中有一种源于母子一体化的对他人的依赖心理，反映的是一种相互依赖的自我认知模式。同是精神科医生的木村敏也同意土居的"娇宠"理论，认为"娇宠"的本质是带着感情，以一种亲切的态度撒娇。他认为，西方人的"自己"是一种任何时候、任何情况下都不变的自我的一部分，而日本人的"自己（自分）"不像西方"个人"的"自我"那样是一种确实的实体，而是一种在对人关系中获得的、带有流动性生活空间的东西。西方人的"自我"是一种带有独自性、恒常性和连续性的东西，而日本人的"自分"是指自己以外部分中自己应当得到的那一份，不具有恒常性、同一性。总之，日本人的"自分"概念不是一种来自主体内部的抽象实体，毋宁说是来自自身外部的，在具体的与他人关系中把握，从自己应得份额中获得的现实性。对于日本人来说，"自分"并不在自身内部寻求存在的依据，所以"我是谁""你是谁"等问题并非由自身决定，而是由"我"与"你"之间，即人与人之间的关系决定。

日本著名社会心理学家南博关于日本人自我的观点影响比较大。他认为："在日本人的自我中，外在的'客我'意识特别强，过于在意他人看法的意识影响了自我构造的整体。由于外在的客我意识太强，内在的客我受到压制，形成了否定性自我。"他提出了"日本人自我的不确实感"和"集团我"等说法，认为日本人之所以被认为缺乏主体性、没有确立自我、没有自我主张、不自己积极主动地行动等，皆是自我的不确实感造成的。他概括的日本人的文化心理特点，如集团依存意识、注意个人在集团中的位置、从众、行为的定型化（"型"的重要性）等，也是因为个体为了获得一种自我的确实感而产生的。虽然南博也指出日本人的这种文化心理有其优点，但他更多的是在否定意义上展开他的观点。他认为："社会现代化的一个标志就是人的自我的确立以及在此基础上的个人主义的发展。"这个观点明显带有战后日本社会急速追赶西方的时代烙印。

另一种有代表性的观点是原京都大学社会心理学教授滨口惠俊在分析日本自我认知特点的基础上提出的"间人"理论。他认为西方"个人"的自我认知特点是存在一个不可侵犯、独自性的"人格"，自我存在的确实感和自我依赖的态度是"个人"存在的条件，也构成个人的核心部分（通常称为"自我"）。与此相对应，"间人"没有这样一个核心。"间人"不是"自我"的延长，而是一种在对人的关联中意识到关联性就是人自身的存在方式。以与他者的一体感（有时候是对立的感情）为前提，在对人感觉中来确认自己。他也同意土居、木村等精神分析学派学者的观点，认为日本人的"自我"是一种与他者共有空间并带有相对特点的、依赖他者并与他者协调的自我，是受社会制衡并建立在与他者相互依存之上的。

高良在"对人恐怖症和日本人的历史社会环境"论文的开头论述"在欧美对人恐怖症特别少"。以高良为首，包括西原在内的学者们提出在神经症中1/3以上是对人恐怖症，这种病态在日本多发，是一种文化综合征。

川岛等人认为，日本人的基本人际关系特性是以日本人的家族或者家族集团为模型，一般可以分如下几种：①对人关系的最优先；②个人的缘和"恩惠"；③对亲密性的欲求；④相互依存性。"恩""义"成为支撑这种人际关系的道德规范。所以，根据安田的调查，日本对人恐怖症患者主诉的症状中，出现频率最高的是以下10项：①很想和人际圆滑者交往，但做得不够好；②自己的表情和态度一变化，他人也因此报之以讨厌的面容，为之苦恼；③时不时感到给他人一种很讨厌的感觉，并为之苦恼；④被他人注视时，十分在意自己的一举一动并为之苦恼；⑤外出或者到人多的地方，总认为其他人在注意自己的脸和动作；⑥对稍微有点亲密的人、初次见面的人和异性长辈感到恐怖；⑦总担心别人认为自己很愚蠢，别人不太重视自己，这种感觉很强并为之苦恼；⑧对于自己的视线该投到什么地方感到很困惑并为之苦恼；⑨害怕跟其他人对视并为之苦恼；⑩在人多的时候，不能像平时那样说话，并为之苦恼。从以上可以看出，日本对人恐怖症的主要症状是担心自己不能被别人接受。

从历史上看，在1000多年的时间里，日本大量吸收了中国的大唐文化。1868年德川政权崩溃、明治维新开始后，日本进入了"文明开化"时期。在这个时期，日本按照11个世纪前全盘接受中国文化的方法引进西方的文明，并取得了巨大的效果，为建设一个现代化的国家奠定了基础。任何一种文化的形成与发展都要受多种因素的影响，本国的和外国的历史，以及佛教、儒教甚至基督教都曾对日本文化起过作用。日本在变化，但是却从未真正脱离其最古老的本土文化根源。日本文化的相对独立性，在性方面也是表现得很明显的，日本民族的起源神话是从性与爱开始的，历史传说中的自然神神性与人性息息相通，神也是有人的欲求的，日本古人的性崇拜是和对神的崇拜结合在一起的，他们对性的崇拜十分坦率，也十分认真。例如，《古事记》《日本书纪》中所描写的伊邪那歧和伊邪那美这男女二神，奉天神敕令，从天而降。这对男女神自然地合二为一，最后生下了日本诸岛、山川草木等神。这两神的性爱的结合，被称为"神婚"，从此相传。日本的神可以泰然地享受爱与性的快乐，不存在基于宗教原因的性禁忌。所以，笔者研究发现，在日本，很少报道有色目恐怖。

（三）新人类现象

第二次世界大战之后，日本处于美国的占领之下，其文化不可避免地受到西方文化的影响。东西方文化的碰撞，以及科学技术发展伴随着生活方式的改变，当代日本的文化方式也发生了巨大的变化。随着产业化、城市化的发展，家庭形态、家庭内部结构正发生着种种变化。首先，由于核心家庭的普遍化及少子化趋势的扩展，家庭内部成员关系愈趋简单，孩子的交流对象受到限制。此外，父亲在家庭生活中的缺席不可避免地影响了孩子的社会化。在日本社会，尽管家庭的单亲化尚未成为严重的社会问题，父亲在家庭生活中的缺席却已是普遍的事实。在孩子们眼里，以"公司人"著称的日本的父亲们要不就"总在外面"，要不就成为家里多余的"粗大垃圾"。在这种情况下，无可避免地，母亲成了孩子最重要的社会化担当者。对母性的过度依恋、母子关系过于密切等，已成为不少青少年问题的症结所在。人们普遍认为孩子与母亲间的一体化倾向已对青少年的社会化过程造成了严重阻碍。

随着战后冷战时期全球性意识形态的公开对立和自由经济发展带来的消费时代的开始、现代传媒进入日常生活等，这种隔离不可避免地带来了新的问题：年轻人开始主动地疏离（而不再仅仅是被隔离）于成人社会。一方面他们开始拥有了怀疑、拒斥成人社会支配价值的文化资源，另一方面社会也开始提供给年轻人选择与以往时代不同生活方式的可能性。当"新人类"在20世纪80年代的日本社会中刚登场、并继而为全社会所关注时，成人社会无不充满困惑和不安。

"新人类现象"给20世纪80年代的包括青年研究者们在内的成人社会带来了崭新的问题。一方面，人们对年轻人与成人社会的某种断绝感到不安，同时他们还注意到年轻人初露端倪的个人化倾向——年轻人开始在自己的房间里、车子里通过现代传媒机器接受信息并同世界发生关系。一些人将"新人类"比喻为封闭、与世隔绝的"太空舱人"。但另一方面，人们多少抱有某种想象、期待：对于现代社会中年轻人的这么一种新的存在式样，成年人也许没有必要杞人忧天。一些年轻学者运用"符号学""销售学"等理论，将"新人类"放到"消费社会""信息社会"中去作解释，致力于说明"信息新人类""电脑新人类"等观念意识及行为方式的正当性。他们认为消费及现代的传播媒介给年轻人带来了过去各代人所没有的多样化、个性化及游戏性，而由于年轻人可以凭借媒体和电脑直接获得各种情报，不再需要某些成年人团体作为中介，他们因此具有更多的自律性和创造性。然而"新人类"作为一个响亮、时髦的新概念，其原初的意义在日本社会并没有维持很久。20世纪80年代末一起高中生连续诱杀少女的案件让人们对"新人类"的心理和道德发展产生了疑问。通过电视镜头人们看到那位年轻杀人犯的房间里触目惊心地堆满了各种各样的电子游戏软件、卡通漫画及录像带。成年人开始意识到了问题的严重性：现代传媒技术不仅使年轻人获得了接受信息、知识的新手段，同时也让年轻人轻易地暴露于充满色情暴力的娱乐世界中。不仅如此，由于沉迷于电视节目、电子游戏及网络，年轻人开始变得孤独、阴郁，他们不善于与人接触交流，且对现实社会缺少兴趣，电子游戏成了他们同辈团体内部最热门的话题。

以那次杀人事件为契机，一个用于形容这一类年轻人的新名词"宅人"随之流行。据最早公开在文章中使用这一概念的社会问题评论家中森明夫等人解释，之所以用"宅人"来定义这一类年轻人，是因为这些年轻人一碰到一起就是互相打听"你家最近有什么新带子"（石井慎二，1989年）。各种人给"宅人"概念赋予了不尽相同的意义。"宅人"也被有些人称为"宅族"，可那些年轻人自身却拒绝被称为"宅族"，他们强调他们并不是一个"族"，他们并不孤独。而有些文人学者试图说明"宅人"生活方式的正当性，认为这是随着现代社会发展而出现的新事物。他们强调在高消费社会中，随着价值观的多样化，人们不必为与他者的关系烦恼，重要的是与具有相同价值观的"同志"拥有共有的"场"，"不了解'宅人'就没有资格谈90年代"。但是，无可否认，与"新人类"有所不同，"宅人"在20世纪90年代的日本一直被媒体及一般社会赋予"反社交性""电脑依存症"等否定性的含意。自神户中学生杀人案至今，青少年杀人案在日本频频发生，被害者从幼儿到老人，从家长到教师，从相识的人到不相识的人。作为各种传播媒体的重大社会新闻，它们曾给人们带来一次次的惊恐及焦虑。令人们感到惊恐的一个理由在于：人们无法解释那些孩子的杀人动机。问题正在这里，这些杀人者一般既不是出于对被害者的仇恨，也并不是为了钱财。

此外，那些突然成了杀人犯的孩子们，原本几乎都是一些家长、教师眼中的"好孩子"，是些"认真的孩子"。那么，这些看上去平常又正常的孩子怎么就成了凶残的杀人犯？他们到底为什么要杀人？让人焦虑不安的不仅仅是"少年恶性案"。在那些极端事例的背后，还存在着已经引起社会广泛关注的一系列青少年问题。自20世纪80年代以来，学校欺负、不上学、暴力行为（包括校内暴力、校外暴力，还有以父母家人为对象的家庭暴力）等不断成为舆论的话题。可以注意到，在一次次的事件讨论和各种学者的分析中，又一个新的概念被人们用来定义现实中的青少年——"闭居者"，它被用来说明今天的青少年难以与人沟通、拒绝进入群体的那一种自闭倾向。人们意识到，发生在学生们身上的种种偏差行为，多半与他们内心对人际关系、群体关系的紧张、恐惧有关。这样的倾向不仅存在于那些不上学的，以及一离开学校就待在家中房间里的中小学生中，同样也存在于许多离开了学校的社会人——那些不想进入或无法真正进入职业团体的年轻人中。与"宅人"有所不同的是，"闭居者"与同辈群体也已经很少发生关系。在日本，这样的闭居者有人估计有 50 万，也有人说有 100 万（金泽纯三，2000 年）。

"闭居者"作为一种新的青少年的存在样式是由于 2000 年 2 月发生于日本新潟县的一起骇人听闻的少女监禁案而一下子成为日本社会普遍关注的问题。一位从 20 多岁起就长期闭居在家的 37 岁的无业男子被人发现将一位少女监禁在自己的房间里已经长达 9 年。就是说，在长达 9 年的时间中，这位男子生活在一个不与任何人发生具体关系的个人世界中（除了他母亲和那位被禁少女），却始终没有被周围社会所注意。不仅如此，人们惊诧地获知，在这 9 年中，跟这位男性共居同一屋檐下的母亲竟然从来没有踏入过儿子的房间，因而也没有见到过受害者——那位 9 岁时被抓，被发现时已经 18 岁的女孩子。

从 20 世纪 80 年代的"新人类"到今天的"闭居者"，表面看来，这反映了青少年问题逐步严重化的过程。而从另一个角度看，它也反映了人们对青少年问题的认识变化。如果说在对"新人类"的期待和对"宅人"的观望中，一些人对于年轻人与成人社会的隔绝及其个人化倾向尚有某些期望的话，那么如今面对"闭居者"的存在方式，人们已经很少会怀疑：个人化已构成青少年社会化的严重障碍。

随着时代的发展，社交恐怖症也发生了变化。1996 年东京慈惠会医科大学附属第三医院精神科对初诊为对人恐怖症的 63 例患者（男性 46 例，女性 17 例）症状的出现频度进行了总结，其中对人紧张占 73%，他人视线恐怖占 36.5%，自己视线恐怖占 20.6%，表情恐怖占 9.5%，赤面恐怖占 7.9%，自己臭恐怖占 7.9% 。与 1975 年近藤的调查相比，症状有很大的差异。近藤的调查中，对人紧张占 38%，视线恐怖占 23.8%，赤面恐怖占 17.5%，并且当时对人紧张及视线恐怖的症状比较笼统，而现在症状分化得很明确，对人紧张和视线恐怖明显增加，而赤面恐怖在明显地减少。现在的调查还发现，对人恐怖还和其他症状共存，与抑郁、疲惫等共患率为 42.9%，3 个月以上闭门不出的有 31.7%，古典的对人恐怖症主要是主观的焦虑、赤面恐怖等特异的症状，而现在发展为被动无力的反映形式，闭门不出的病例在逐渐增加。中村等报告，以回避、闭门不出为主要特征的对人恐怖症，主要有以下 8 种特征：①以脸红、表情、自己视线恐怖等自己身体症状为固定症状的表现非常少见；②难以用语言表达的对人紧张或压迫感为中心症状；③通常没有明确的加害关系妄想；④对他人的罪恶意识淡薄；⑤对他人的胆怯意识强烈；⑥自己常常有一种空虚不真实感；⑦经常伴随抑郁无力症状的长期发展，又有闭门不出的倾向；⑧治疗变得更加困难。

拓展阅读

东亚地区文化与对人恐怖症

日本在 1909 年开始报道对人恐怖症，韩国 1970 年开始报道对人恐怖症，中国则是 1980 年在北京首次报道。1909 年森田在《神经衰弱性精神病性体质》一文中将赤面恐怖命名为"多人数的场所恐怖"。由森田最先提出的对人恐怖的亚型包括正视恐怖、口吃恐怖、自己臭恐怖、带有加害性的表情恐怖。1932 年，森田教授认为这些恐怖都是在社交场合发生的恐怖，提出了对人恐怖症的概念。森田教授认为，赤面恐怖，对人恐怖实质上就是强迫症的一种亚型，其病理与强迫观念是一致的。对人恐怖症的共同特征是羞耻。不好意思或者羞耻是日本人际交往中经常出现的一种文化特征。1982 年韩国的李时炯首先开展了对人恐怖症的研究，并出版了 *To Live With Guts* 一书，这本书在韩国引起了很大的反响。随后大量的对人恐怖症患者前来接受治疗，1982—1985 年到韩国总医院接受治疗的对人恐怖症患者达 315 名。李时炯采用集团心理疗法，治疗之前先面接，然后进行集团疗法，每周 1 次，共 8 次。治疗共分 3 期：第 1 期，理解对人恐怖症的症状特征，让患者勇敢面对；第 2 期，通过体验加深理解症状发生的机制；第 3 期，对症状顺其自然地接受，带着症状去生活。整个治疗过程强调体验的重要性，通过集团疗法，对对人恐怖症起到了良好的效果。1950 年，我国在精神医学的用语中就有过社交恐怖的概念（指不能与人交往），并将其分类为神经衰弱的一种。1986年《中国精神病分类标准》第2版（CCMD-2）取用了"社交恐怖"（社交场合对人紧张焦虑）的概念，把它归类为恐怖症的一种。比较研究发现，日本、韩国、中国对人恐怖症的症状特点都与身体症状相关联，强迫性的观点明确。有趣的是，日本、韩国对人恐怖症在同性别、同年龄的人群中明显，而中国是在与异性的社交场合明显。王哲调查发现，在中国，色目恐怖出现较多，这是与性相关的羞耻意识，眼神是传递爱的方式，而患者认为自己的眼神给异性造成了恐怖。由此可见，对人恐怖与文化明显相关。

森田对对人恐怖症与时代的关系进行了研究，发现日本经历了很长的江户时代之后开始明治维新，日本的工业化发展迅速，人们生活节奏加快，竞争激烈，青年人背负着家庭的过高期望，在进入社会时由于自立和竞争容易导致其社会化过程受挫。

20世纪60—80年代韩国也处于经济飞速发展时期，人们物质生活水平明显提高，人口向以汉城（现首尔）为首的大都市集中，社会竞争明显的激烈化，然而民族主义、儒教、家族主义等传统的价值观规定了韩国人的生活方式。这与日本明治维新以来的状况如出一辙。

1980年我国处于改革开放时期，经济迅速发展，与韩国的经济发展非常类似。社交恐怖症报道的地区大都是经济发达的大城市。在这些地区，人口的膨胀、经济的发展、竞争的激烈与传统的儒教大家族制及对孩子的过高期望并存。

研究对人恐怖症的文化背景发现，日本、韩国和中国的社会文化情况有很大的相似性。总结为以下几个特征。

1. 近代化、工业化和竞争社会

在现代社会里，以前的共同体逐渐消失，固定的社会角色发生了变化，青春期的少年在社会化过程中易遭受挫折。

2. 人口向都市集中

由于社会的产业化，人口向大都市集中。不仅仅是简单的搬家，还涉及与亲友、熟人、学校同学的分别。一些对人恐怖症患者可以理解为对这些变化的适应性失败。

3. 社会的变化与传统的价值观

当代社会的变化制造出传统交流方式与现代交流方式并存的双重模式，这种矛盾的模式常在对人恐怖症患者身上反映出来。近代社会要求人独立、竞争，而传统文化要求依赖他人。

4. 交流的特征

对人恐怖症患者对非言语性的与人交流方式及与社交相关的不安定性特别敏感，不仅日本，韩国和中国的对人恐怖症也具有这种非言语性的特征。李时炯报告，韩国特别重视家族共同体的重要性。"以和为贵"，重视"面子"文化，非常在意他人的言行，面子受到伤害，立刻产生严重的羞耻感，这就是韩国的羞耻文化。在竞争社会里，由于挫折易产生羞耻文化，这种文化是滋生对人恐怖的土壤。韩国文化重视非语言交流，察言观色，通过眼神揣摩别人的心理，在这种文化背景下人们容易产生对人恐怖。

中国学者王哲报告，儒教规定了"仁"的人际关系，强调人们相互依存的关系，提倡"在家靠父母，出门靠朋友"的理念，强调别人就是自己的镜子。中国的人际关系提倡"以和为贵"，为了尊重对方使用较为含蓄的语言，特别重视身体语言，在人际交流的时候，目光发挥着重大的作用。韩国和日本都受我国儒教文化的影响，在对人交流方面与我国具有惊人的相似性。其特征可以归纳为非语言的交流、羞耻文化、顾及他人文化、相互依存的行动方式、重视身体语言等几个方面。

5. 强烈的家族归属意识

强烈的家族归属意识表现为家长对孩子的过高期望。自古以来就有望子成龙的说法，家长从小就对孩子进行特别的培养，想让孩子将来成就大事业，这种过高的期望容易使孩子产生挫折感，这种情况在韩国和中国尤其明显。

近30年来，随着世界的进步、经济的发展及日益频繁的跨国界人际交往，学者们更为深切地认识到社会文化背景、社会结构、生态环境等对人的心理所产生的深刻影响。青年期是每个人成长过程中所必经的阶段。在跨入成人世界的路途中，现代青年不得不面对来自成人社会的各种期望和压力，如家庭对孩子的溺爱和过度的管束、教师的干预和训导、大众传媒的影响和商业消费的刺激等。因此，青年人在寻找生命意义和社会使命的同时，也必须承担来自多方面而又相互矛盾的社会压力和冲突。当代中学生所面对的便是这样一种复杂多变的社会状况。这一切使他们感到迷惘和困惑，并常常陷于焦虑不安、烦躁与盲动之中。自20世纪80年代以来，日、韩两国中学生中行为不端、离家出走、家庭及校内暴力以至自杀等现象日趋严重；而我国中学生中逃学、离家出走及自杀现象也开始出现。在日本，家庭内暴力、校园内暴力问题及青少年严重的利己主义倾向令上一代日本人感到困惑不解，以至将当代青少年称为"新人类"；在中国，也有不少成年人认为当代青少年懒惰、自私，缺乏社会责任感和工作热情，一味追求享乐，发达国家青年的通病似乎已在中国青少年中蔓延。

第六章
森田理论关于对人恐怖症
发病机制的论述

森田理论关于对人恐怖症机制的论述有很多内容，现将其核心部分整理如下。

一、神经症的常见症状

神经症的症状之多是其他任何一种疾病所无法相比的，我把如此多样的症状归为同一种病，确实不易被人们所接受。但是，我们仔细分析患者各自的性格、症状的发生经过及患者本人对症状所持的态度之后，便可以弄清，这些症状的形式虽然不同，但都出于同一种原因，所以我们完全可以把这些症状统称为"神经症"。因此，患者阅读此书时，大可不必担心自己的症状在书中没有列举而得不到治疗。如叙述赤面恐怖的内容，可供不洁恐怖的患者参考；有关头重感的内容，可供失眠患者参考等。希望患者在阅读本书时，能够注意理解其真谛之所在。患者情况各异，神经症的症状亦相当复杂。如有人只有一种症状，也有人同时为两种以上的症状所苦恼；有人开始患赤面恐怖，以后逐渐转为疾病恐怖；有人带着症状痛苦地生活了十几年，也有人从几个月前，甚至几天前才出现症状等。神经症与其他疾病不同，不会因为是慢性的固定状态而成为不治之症，所以患者不必顾虑患病已久无法治愈，而应及时接受治疗。否则，症状持续越久，对其正常社会生活的影响越大，患者也更加苦恼。下述所列的神经症的症状，只是最常见的一部分。我们以此为例加以说明，同时暂略去症状发生的原因及其顽固存在的理由，只就症状本身进行说明。

1. 对人恐怖

这是一种强迫观念，患者对与人接触感到苦恼，患病率较高。当然，谁都有可能具有某种程度的对人恐怖，但发展为神经质的症状时，其恐怖、痛苦的程度非常深，以至于回避与人接触，对日常生活会造成严重的障碍。

对人恐怖又可细分为多种，其中最常见的是赤面恐怖。我曾收治过一名患者，这位患者在听到别人说他气色很好时，也感觉别人是在指责他的赤面，因而感到非常痛苦。患者把别人发现自己的赤面当作最令人痛苦的事情，便厌烦一切与人交往的活动，事事采取回避退让的态度。

在对人恐怖中还有视线恐怖。患者主诉与别人见面时不能正视对方，自己的视线与对方视线相遇就感到非常难堪，以至于不知眼睛看哪儿才好。患者一味关注视线的问题，并急于强迫自己稳定下来，但往往事与愿违，更不能集中精力与对方交谈，谈话时前言不搭后语，失去常态。

有的视线恐怖患者与许多人同在一个房间时，他并不注意自己对面的人，而是十分注意旁边其他人的视线，或认为自己的视线朝向旁边的人而使其感到不快，结果患者的精力无法集中于对面的人。有个学生在上课时，总是注意坐在自己旁边的同学，或总感到旁边的同学在注意自己，结果影响了上课。

表情恐怖也是对人恐怖的一种。患者总担心自己的面部表情会引起别人的反感，或被人看不起，对此惶恐不安。表情恐怖多与眼神有关。

此外，有的患者在异性或许多人面前便感到极大的压迫感，不知所措，甚至连话也说不出来；有的患者总是注意自己旁边的人，甚至在看电影或听课时也是如此，因此对电影或讲课的内容视而不见，听而不闻。

总之，对人恐怖的病例不胜枚举，这类患者有一个共同点就是认为别人注意到自己的赤面或表情，而这些症状正是自己的弱点，已被人看破，因此非常痛苦，无法解脱。有趣的是，即使是患者最密切的朋友，往往也很难发现患者的苦衷。而与患者初次见面的人或电车上的乘客，就更不可能发现患者的症状了。但是，患者却对自己的症状深信不疑，这就是典型的神经症表现。一般来说，患者十分固执，很难听信别人对其症状的解释说明。

2. 口吃恐怖

患者独自朗读时没有什么异常，但到别人面前时谈话就难以顺利进行，或开始发音障碍，或才说到一半就说不下去了。患者对此忧心忡忡，因不能顺利地与人交谈而认为自己是个残缺的人，最终因此而非常苦恼。我曾收治过一位患者，他在接受治疗之前，在别人面前几乎一句话也说不出来，接受治疗后判若两人。他当时正逢入学考试，开始还担心在主考老师面前说不好话，但考试时竟表现得极其自然而且对答如流，以良好的成绩通过了考试。

3. 劣等感

具有神经症症状的人，一般都被劣等感所困扰，特别是对人恐怖患者这种倾向更强烈，甚至许多人并无其他明显的神经症症状，也常因劣等感受而烦恼。患者做任何事情都缺乏自信，顽固地认为自己心身的一切都低人一等，因而做什么事情都不愿涉及别人，考虑问题极端保守，也不想发挥自己的能力。所以，在外界看来，患者似乎的确是低智力低能力的人。但是，这类患者来我处就诊后，在我们的适当指导下，能够做各种各样的事情，充分发挥自己的能力，用事实有力地证明了自己本身其实具有良好的素质。从另一方面讲，患者被劣等感受所困扰，正是其具有进取心的证明，只是因为他们的要求过高才出现了这种症状。

二、神经症症状发生的直接诱因

父母经常碰到这样的事情：孩子生病，请医生给他注射药物时，孩子会因疼痛而啼哭。这样连续注射几次后，孩子见到医生，即使并不注射也会哭闹起来。这实际上是孩子以接受注射为诱因产生的医生恐怖。但是，孩子平常并没有医生恐怖，只是在见到医生时才出现症状。这一点与神经症患者一直带有症状不同，但就由某种诱因引起神经症来看，两者是相同的。下面，我将举例说明神经症症状的本质究竟是什么，我想各位读者可从实例中逐渐弄清这一问题。所举实例均根据患者本人的记录整理而成。

例一：患者17岁时，曾私自吸烟被老师发现，并受到了批评。从这件事情开始，患者对上级及异性产生了赤面恐怖。

例二：患者上高中一年级时，在老师面前出现赤面。之后，每到老师面前便感觉头部有气上冲、面部灼热，逐渐地在其他人面前时也有了这种感觉。

例三：患者为一女性学生。初中三年级，一次外出交流时，患者突然感到腹痛，就请一位男老师送她回家。此后，患者就担心别人有非议，逐渐地在其他教师面前也出现赤面、出汗、心悸、颈部硬直等感觉。

例四：患者自去年三月听朋友说自己脸色发红以后，便对面对他人感到痛苦，感到一种压迫感，最后在别人面前连话也不能说了。

例五：患者上高中二年级时，发现自己的脸逐渐变胖，认为这样子很难看，为此非常苦恼。他认为别人看到自己的脸肯定也会说很丑，因此与朋友交往时也觉得很为难。

例六：患者14岁时，在学校里被督促读书，感到心情紧张、赤面。从那以后，在别人面前连话也说不好了。

例七：患者听说邻居家出了犬神（当地的迷信），之后又听说这位邻居家的太太有些神经质，以前曾因犬神的事情卧床不起，痛苦不堪。而自己又曾在背地里说过邻居的坏话，因此便害怕起来，每当见到邻居家的人就感到非常难堪，最后干脆不愿出门了。

例八：患者还是学生时，有一次在课堂上被教师提名站起来读课文。患者当时声音发颤，感到无地自容。从此，患者在别人面前嬉笑时，逐渐出现面部肌肉痉挛的症状，以至与别人说话也感到困难。

例九：患者初中二年级时曾转过学，患者对新同学感到非常陌生，之后逐渐出现对人恐怖。

从以上病例我们不难看出，神经症症状大多以某种契机为诱因突然出现，患者有时根本注意不到发病的诱因。有的患者甚至认为自己是先天性神经质，在不知不觉中已经带有某种神经症的倾向。另外，因为诱因的具体情况各异，结果也不尽相同。这样说来，并不等于没有诱因。有些患者之所以自己感觉不到诱因的存在，就是因为这些成为诱因的事情在日常生活中极其常见，并且往往被忽视，事过之后便被立刻忘却了。但是，倘若症状再次出现，患者又会把注意力全部集中于此而不能解脱，已全然顾不上在此之前已出现过的事情了。有时患者感到没有任何诱因就出现了症状，而且症状可以持续几年甚至十几年。这似乎有些不可思议，但我们认为即使是这样，也肯定有某种诱因曾对症状的发生起过作用。

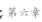

三、神经症与性格

神经症与狭义的精神病有本质的不同。我们说在一定的场合，任何人都有可能被某一事情所困扰而出现神经症的症状，即任何人都有发生神经症症状的可能。（为什么被困扰？被困扰的确切含义是什么？我将在后文中一一叙述。）但是，正如各种内科疾病，有人容易患病，有人则不容易患病。那么，究竟什么样的人容易出现神经症症状呢？

（一）性格分类

人的性格可根据各种观点进行分类，但完全可以按人们思维的基本方向将其分为内向型与外向型两种基本类型。当然，任何人身上都会同时带有内向性和外向性两种因素，但其程度有极大的差异，即有的人外向性占主导地位，有的人则内向性占主导地位。

所谓外向型性格是指这种性格类型的人精神能量带有较强的向外界客观事物积极活动的倾向。这种人一般不会自寻烦恼，而总是轻捷迅速地处理种种事物。他们想要做某件事就会很快地付诸实施，但往往失之轻率。乐于助人、上进心强、喜好言谈等是外向型性格的普遍特征。一般这种性格的人被认为不易出现神经症。事实上焦虑性神经症的患者里，有些人在患病前十分开朗，是标准的外向型性格。但由于某种诱因，很快地为心脏神经症、焦虑发作所苦恼而出现了症状。也就是说，外向型的人并非不患神经症。有的人平常表现为外向型，但一旦患有神经症，便立刻变得畏首畏尾，做事过度谨慎小心起来。

所谓内向型性格，正如文字之意，一般这种性格的人有较强的自我反省、自我批判的倾向。这种人做事小心谨慎，容易陷入深思的迷宫，一般不会做出鲁莽的举动。但是，正因为内向者做事难下决心，他们往往会失去许多难得的成功的机会。又由于自我反省心较强，他们容易发现自己的缺点和弱点，因此又往往滑入缺乏自信心的泥坑。甚至有人像一架自我测定器，一直在检测自己心身有何弱点，有无疾病等。人总会遇到对自己不利的事情，这时有的人会把全部罪责推给别人，向其他人发起攻击，这在心理学上称作"他罚反应"。特别是带有歇斯底里性的人，常有这种倾向。反之，神经质内向的人总是把罪责归于自己，认为是由于自己的失误才给自己带来不利，即有某种自我攻击的倾向，这在心理学上称为"自罚反应"。但是，不管哪种倾向，超过一定的限度都会出现不正常。

内向的自我反省、自我批判是作为一个人所不可缺少的最基本的精神修养。但如果过度小心，只注意反省自身，就会适得其反，容易成为神经质反应的温床。我们曾给神经症患者做过性格内向试验，结果表明，倾向于内向型的人明显占多数。这些人经过治疗消除症状之后，与正常人差异不大。可见，神经症患者因其症状而苦恼，有可能变得更加内向。

内向型、外向型绝非一成不变。人在得意之时，情绪高涨，容易倾向于外向。但在失意时，则正好走向反面。人在生病或遇到某种挂心之事时，易出现内向倾向，这一点大概人人都有所体验。所以，即使外向型的人在一定的情况下，也会出现内向的倾向。这种人因某种诱因发生神经症症状并非罕见。因此，我们可以说，一般的人都有因某种诱因出现神经症的可能。

（二）神经症患者性格的复杂性

如上文所述，内向型的人比较容易出现神经症症状，这是客观事实，但并不等于神经症皆出自内向型的人。这一问题通过研究神经症的发病过程便会明了。

神经症是一种精神内部的冲突状态。如某青年有劣等感，仅仅如此不能称为神经症；只有感受到劣等感，并同时因有此感觉而痛苦，才是真正的神经症。与人见面感到脸红，仅仅如此也不能认为是神经症，这只是当事人当时的感觉而已，他并未因脸红而一直感觉到苦恼。神经症的男性患者明显多于女性，男子易在别人面前出现脸红。总之，有劣等感或在人前怯场的感觉，但又不安于现状，这不仅是其内向型性格的表现，也同时证明其有一定的对抗心理和向上欲。单纯地小心、腼腆，并乐于维持现状，安于隐退、消极的生活，并不感到有何烦恼，这当然无可非议。但神经症患者是绝不会甘心于此的。他们厌恶自己的内向，并想努力克服，但却更强化了内心的冲突，更增加了苦恼。由此看出，他们并非单纯的内向型性格。他们有一种极强的自我发展欲望，想要努力转向内向型的反面。

再者，他们总是过分夸大自己的缺点和弱点，这一点实际证明了他们

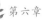

有极强的完善欲，主观要求很高。因此，对自己很小的缺点和弱点也会尽力夸大，并因此而烦恼。

我们再看一下神经症患者的素质。他们与歇斯底里患者喜好感情用事不同，而多有理智的、有意识的倾向，这是其特征之一。他们内向、理智，总喜欢对自己的心身仔细地、有意识地作出分析，寻找产生的原因，也容易对自己感到不满。神经症患者男性多于女性，这也可以认为男性的意识性一般高于女性。再从学习成绩分析，神经症患者大多数学习成绩处在中等水平以上，就是有少数人学习成绩不好也并非天生智能低下，而是症状使其不能专心学习所致。

神经症患者具有疑病素质，即有一种担心患病的精神上的倾向性。具有疑病素质的人精神活动内向，内省力强，对自己心身的活动状态及异常很敏感，被自我内省所束缚，总是担心自己的心身健康。精神活动内向、善于自省在人的精神生活中起着重要作用，是不可缺少的。但如过分担心自身状况，过分自我关注，则会产生消极作用，形成疑病素质。森田疗法理论认为疑病素质是神经症发生的基础。

神经症患者有比一般人敏锐的感觉，他们更容易感到不安和痛苦。神经症患者没有精神分裂症患者表现出来的感应迟钝现象。所以，只要克服神经症的症状，其自身丰富的感受性会对他们的生活带来积极的作用。

最后须特别提到的是神经症患者没有反社会倾向，可以说他们不会成为罪犯，应该说他们都是具有较好素质的人。但是，如果他们因为症状而日渐消极，也会出现某种程度的不适应社会的倾向。由以上介绍不难看出，神经症患者的性格复杂且易受挫，所以不可能像正常人那样，接收某种刺激后会很快作出反应同时这种反应又很快消失。他们往往会对接收到的信息进行大量的各种各样的人为处理，这样就极易引起各种神经症症状。

（三）关于劣等感

我们每一个人只要有完善欲，只要有上进心和优越欲，就必然会有因得不到满足而出现的劣等感。所以，有某种程度的劣等感是完全正常的，如果人没有任何劣等感，反倒不正常了。

如前所述，我们活在世上，不管是谁都不可避免地有种种不安，这种不安是由人们不知自己现在的心身状态能否适应外界的客观世界而引起的。正是因为这种不安与劣等感紧密相连，我们经常会感到苦恼。但是，劣等感只要在正常的范围内，就会对我们的生活起到正向的作用。劣等感本身并不使人感到愉快，但它可以刺激我们更加努力。所以说，劣等感可起到激励我们上进的作用。

劣等感究竟是怎么回事呢？让我们稍详细地探讨一下吧。

劣等感是一个相对概念，由于参照对象不同会产生不同的结论。由于比较的标准不一，比较的结果也会随之发生变化。如人的体格，如果与古希腊时期雕刻的男性肖像相比，会觉得自己弱小得微不足道。但如果与体重40千克的瘦人相比，又觉得自己优秀得不得了。与智能指数200的人相比，自己是劣等的，但与60的人相比又成了优等的。这就是参照的标准问题。一个运动能力处于平均水平的青年要和奥林匹克运动会的金牌获得者争高低，他一定会因劣等感而苦恼，但如果他要求的水准只比自己的实力略高的话，他就会有成功的希望。人无完人，如果我们把现实中的自己与理想中的自己相比会感觉自己全是缺点。如果再把这些想象的缺点和弱点集中起来，又会感觉自己是世界上最没用的人了。

神经症患者中，认为自己整体上劣等的比较少见。大多数患者认定自己在某一点上比别人差，又因为这一点影响了自己的全部。例如有的患者认定自己的眼神不好，表情使人讨厌，眉眼或脸面生得太丑等。由于这些给别人带来不快，进一步则认为自己被人看不起。患者对此坚信不疑，但实际上患者并无异常之处，脸面也生得十分普通。尽管他人好言相劝，但患者本人仍难以接受。又如患者感觉自己容易头重、容易红脸、脸上出汗等，对于这些小事，患者当成重大的缺点并因此痛苦不堪。从精神方面看，对人恐怖症患者一般都处世小心，他们主观地夸大自己记忆力衰退、注意力不集中等症状，感觉自己是无用之人，十分悲观。我把这一类倾向统称作局部性弱点的绝对观。这种倾向正是神经症患者的处事态度。

神经症患者总认为自己的缺点太多。但我们客观地看，如四肢的某一部分瘫痪，视觉或听觉有严重缺陷，有严重的语言障碍等，这些对生活造成严重影响的缺陷确实在许多人身上存在着。但是，这些人却带着这些缺陷去做力所能及的事情，作为社会成员有意义地生活着。这与神经症患者所持的人生态度完全不同。神经症患者是把某一缺陷一直当成大问题，这个问题不解决，就认为自己不能算作完美的人，并因此苦恼不堪。海伦·凯勒小时候便因疾病丧失了视觉和听觉，但她冲破了这巨大的障碍，成为我们生活上的伟大的榜样。与海伦的缺陷相比，神经症患者的缺陷可以说纯是主观臆想的，是各种心理因素影响的产物。所以，神经症患者在治好症状之后，会明白当时认定的缺陷只不过是些枝节性的区区小事。有劣等感是不好的，劣等感容易形成一种观念，使注意力进一步集中于此，也就会更进一步强化劣等的意识。有点劣等感也完全可以，人们如果认识到自己的差距，便会付出比别人更大的努力。一个人能够领悟到这一道理本身就是一大进步。一个人如果认为自己是劣等的，做什么也不会出成绩，就干脆什么也不做，这样就只能使自己更加"劣等"。

日本伟大的医学家野口英世家境贫寒，父亲只知道用母亲打短工挣来的钱买酒喝。野口英世在很小的时候，就因烧伤使手部结满了伤疤，并形成了难看的畸形。野口英世身上存在着使劣等感更加强化的可能因素，但是正是这种劣等感激励他付出比别人多几倍的努力，终于成为一流的医学家。劣等感在某些人身上可以起到正向的作用，而在某些人身上也可以起到反向的作用。

综上所述，森田疗法关于神经症的形成机制可概括为：由于森田质性格特点，特别是疑病素质的存在，在偶然事件的诱因影响下，通过精神交互作用而形成神经症症状。造成神经症的根本原因则在于想以主观愿望控制客观现实而引起的精神拮抗作用的加强。

所谓精神交互作用，就是指因某种感觉，偶尔引起对它的注意集中和指向。那么，这种感觉就会变得敏锐起来，而这一敏锐的感觉又会越来越吸引注意进一步固定于它。这样一来，感觉与注意彼此促进，交互作用，致使该感觉越发强大起来。这种精神活动过程就是精神交互作用的过程。

因此，如果说疑病素质对神经症的发病具有决定作用的话，精神交互作用则可以说是对神经症症状的发展起着决定性的作用。

第七章
森田教授与患者谈如何治疗
对人恐怖症

在森田教授治疗的患者里，有许多是对人恐怖症患者。因此，在森田教授的原著中，有很多关于对人恐怖症的论述，以及和患者交流的案例。透过这些案例中患者的叙述和森田教授的点评，我们能够将森田疗法理解得更加透彻。关于如何治疗对人恐怖症，森田教授认为养成顺其自然的态度非常必要。

一、对治疗秘诀"顺应自然"的体会

对人恐怖患者，每见到人便会感到对人恐怖的症状，甚至在与人见面之前就已经有了这种不安。这种症状是多年形成的习癖，像条件反射一样，患者苦于此却无可奈何。

不洁恐怖患者动不动就出现想洗手的冲动，这也成了一种习癖，所以就无法阻止这种冲动。癌症恐怖患者每当听说或一想到生病的事情，便总觉得自己也得了癌症，这种不安无法抑制。这种强迫观念用意志的力量无法控制，它的出现已成为必然，这正是与一般思维和兴趣的不同之处。

我们再看一下如果用意志的力量抑制强迫观念的产生又会是什么结果呢？这样会产生完全相反的效果。人们要抑制必然的心理现象，就一定会失败。这就是内心冲突。强迫观念正是由这种冲突形成，也由这种内心冲突进一步强化。因此，越想抵抗强迫的观念，就会越因此而烦恼。对强迫观念只有顺从地接受，别无他法，这就是顺应自然。对人恐怖患者与别人

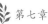

见面，出现对人恐怖心理时，就应该让它出现，就应该服从于这种惶恐不安、提心吊胆的状态。如果这样做了，其内心冲突反而会减少。即使还有对人恐怖，也会从内心冲突的双重痛苦中解放出来。但许多人往往并不这样做，他们不允许自己惶恐不安而总想着一定要镇静自如，这样一来，就与顺应自然背道而驰。

不洁恐怖患者出现想洗手的冲动，就应该任其冲动；不祥恐怖患者总感到有不祥之兆，并因此而不安，既然不安就应该任其不安；癌症恐怖患者总在想和癌症有关的事，总担心自己得了癌症，这时，就应任其担心；头重感患者也只能让头重的感觉存在。诸如以上症状，既然出现，就应该任其出现，别无他法。

这就是顺应自然的态度，但有人把顺应自然与放任自流混为一谈。两者似乎相同，但却有本质的区别。这一点极其重要，是治疗的关键所在。

大多数人都有一种本来的向上发展的欲望，即一种充分发挥自己的能力，能作为一个真正的社会成员为自己和他人做出贡献的欲望。这就是森田先生曾说过的"生的欲望"。

神经症患者的生的欲望比常人更加强烈，可以说神经症正是这种生的欲望的正反面。生存的欲望过于强烈就可能感到死的恐怖，没有生存欲望的人也就无所谓死的恐怖。人们希望自己能自由、亲切地与他人交往，能在别人面前畅所欲言。但如果这种欲望过于强烈，就会产生内心冲突。有些人想充分发挥自己生的欲望，因此也就不希望碰到任何妨碍生存的危险和失败。但正由于这种想法，有可能出现不完善恐怖。患者反复地旋紧煤气阀门，一遍遍地锁门，为了防止发生不吉利的事情，甚至念咒。为了充分发挥自己的努力，患者不允许自己有任何头重、分心的感觉，也不能有任何情绪不振，疲劳感，心脏不能有任何异常，想睡觉一躺下就必须要睡着等。总之，一切事物都被当成满足生的欲望的障碍，正是这种想法使患者形成了容易不安的基础。

诚然，"生的欲望"是人的基本欲望，人为了满足这一欲望会做出自己的努力。"顺应自然"就正是这种努力的重要一环。这就是"顺应自然"与"放任自流"的不同之处。

对人恐怖的患者与人见面感到痛苦，就干脆避免与人接触。这是放任自流的态度。然而，顺应自然则不同，它要求患者出现对人恐怖的心理时，就应该带着这种心理，同时又依靠自己本身的"生的欲望"去与人接触，去尽到一个社会成员的责任。有头重感的人就应该老实接受已经出现的这种症状，并带着这种症状继续完成自己日常的建设性的工作。不洁恐怖患者出现了想洗手的冲动，就应任其冲动，而且可以逐渐减少洗手的次数，同时，向着自己的事业目标继续前进。患者一出现想洗手的冲动，就接着去洗手，一遍又一遍，永远洗下去，这是"放任自流"。但如果患者承认自己有想洗手的冲动，让这种状态存在着，但不要有洗手的行为，而是努力坚持正常工作，那么，就会与正常人完全一样地生活下去。

出现症状应顺应自然，抑制强迫性行为，同时去开拓建设性的生活。要做到这一点，开始是很痛苦的。尽管痛苦，但只要去做就一定会成功。

在我们的生活中，存在着可能的与不可能的两种事情。不可能的事情是不能随我们的主观意志转移的。假如我们现在非常饥饿，眼前有一桌自己最爱吃但却是属于别人的酒菜。这时，无论如何我们都会产生一种想吃的欲望，但到底是吃还是不吃，完全可以由自己的主观意志来支配。当我们想到这是别人的东西，我不能去吃它时，那当然很痛苦，但这种痛苦完全可以忍受。

二、森田教授与患者之间的交流及感悟

（一）抓住"心机一转"的时机

山野井（公司职员）：我很久以来苦于社交恐怖和书写痉挛，在人多的场合感到非常困难。现在这样站着时，我也有一种横膈处被压迫似的不舒服感。社交恐怖，已折磨了我十多年，特别是在面对上级或有利害关系的特殊人物时更严重。现在想来也是很自然的，对没有利害关系的人当然不会恐怖，可是以前我却不明白。我从二十岁左右起，变得不能在人前讲话，声音颤抖，甚至怕看到他人。渐渐地我对他人的表情和态度变得十分敏感，只要他人稍微出现一点异常脸色，我就会揣测是否对自己有恶意。为了从这种状态中摆脱出来，我竭力挣扎。但越是挣扎，越是陷入痛苦的境地。顺便说一下，我在公司工作的同时，晚上还在业余学校学习，但在学校的成绩不错，一直保持在前三名，为此我更加在乎成绩得失。在朋友

和师长面前虽然我总有一种超越他人的优越感，但在嫌恶的人面前我却总是战战兢兢，缺乏自信心，处于连三岁小孩都不如的状态。在公司见到讨厌的人，我实在痛苦不堪。我希望自己坚强起来，所以冷水浴摩擦、腹式呼吸等都尝试过了，但仍毫无作用，反而每况愈下。"还是死了好"这样的念头常常在我的脑中徘徊，我甚至还设计过死亡的方法。这是前年发生的事：由于公司工作繁忙，我长时间写字，手部疲劳的缘故，写字时手突然颤抖起来。我从未患过其他毛病，因此感到很担忧。于是出现了越是为此焦虑，则越是颤抖的神经症症状。现在想来因疲劳出现手抖也是正常的事，但却因为我主观愿望高，以情绪为中心，总希望任何时候都能顺畅地写字，否则的话就认为是不正常的。这样一来，我的书写痉挛越发厉害了。我越来越为自己的前途感到悲观，社交恐怖也更加严重，整天处在一般人难以想象的剧烈的苦痛之中。

在阅读了森田先生的著作后，我想住院接受森田疗法的治疗，但却遭到家人和亲戚的反对，不得已只好到一个叫伊香保的地方去休养。到了目的地，我的情况恶化到连一封报平安的信也不能看，只能请保姆代劳的地步。静养当然无济于事。回东京后，刚准备在大学医院接受物理疗法治疗，但一听医生说"治可以治好，但要复发"，我马上又沮丧失望了。后来一个当医生的亲戚劝我辞了公司的工作去乡下休养一段时间，但我总感到于心不甘，于是根据父亲听来的消息住进了森田先生的医院。住院后，我遵守医院的规章，治疗也取得了一定效果，我内心感到些许宽慰。但对于能否治好社交恐怖我仍然没有信心，书写痉挛也没有完全治愈。我反而想，光治书写痉挛而治不好社交恐怖的话，将更加糟糕。因书写痉挛，公司可以允许我长期休假，一旦治好书写痉挛我就非上班不可了。先生知道我准备辞职去乡下的打算后，劝告我："不去上班的话绝对治不好。"我无可奈何只好下定决心坚持上班。为此要得到公司领导的理解，必须去同领导面谈。当走进公司，敲响董事室房门时，我内心的那种不安、焦躁苦闷，一般人是无法想象的。但是进了董事室，与董事长寒暄一两句后，住院的效果马上就表现出来了。起初讲话时我的声音有些颤抖，但渐渐地变得畅快流利起来，且能恰如其分地表达自己的意思。这样愉快的谈话，我还未体验过。那天回家后我给森田先生写了一封发自肺腑的感谢信。过去全然不能写的钢笔字，现在不是能写了吗？我感到十分得意。回到乡下，家人看到我的变化都觉得惊奇万分。我已能敏锐地感到周围各种事情的变化，难以压抑地这也想干，那也想干。后来去公司上班后，我的社交恐怖和书写痉挛一天比一天好转，工作效率比患病前还要高，也已可以与同事心情愉快地交谈。尽管复杂的工作我还不太熟悉，但我已不再受情绪支配，应该干的工作即使讨厌我也坚持着去干。住院前我总从退缩的思考方法出发，沉浸在消极的情绪里。现取而代之我能够以积极的精神面貌待人处世，内心燃烧着想成为伟大的人，想成为富翁的向上欲望，遇事都能出色完成。

森田教授：在这里治好书写痉挛的患者，山野井君已是第二例了。过去因为此症的病理不明了，没法治疗。然而根据我的研究，他的病理与神经症相同，可以轻易地治愈。像头痛、赤面恐怖这类神经症症状，患者本人说治好了或治不好，旁人是无法确认的，只好凭借其本人的说法来判断。但对于书写痉挛的治疗效果，一看患者写的字就可以了解了。普通职员山野井君在会见公司领导的前一天就感到预期焦虑，到了这天则越发不安，来到董事室敲门时，已到了一筹莫展的地步。实际上这也是一般人的心理状态，而山野井君把这看成"一般人难以想象的事情"，说明他理解得不够全面。肚子饿了要吃饭，见了上司会紧张，无论是谁都是不可避免的，这可以说是一种平等现象。树立了这种"平等观"，就会对人富有同情心。有这样的句子："下雪天，人家的孩子在收酒桶。"这是一句出于平等思想的充满同情心的句子。即使是酒店的小学徒，在寒风刺骨的下雪天收酒桶也是一件很辛苦的事。尽管自己怕冷不会去干这种苦差事，但若认为小学徒习惯了，对大雪天收酒桶不会在乎，这种思想就表现了这个人的"差别观"（又称"歧视观"）。一旦被"差别观"束缚住，就人为地筑起了同他人的壁障，不善妥协和调和人际关系，就渐渐发展成严重的强迫观念。

一切事物都存在差别和平等这两方面，像每个人脸上都横生着两个眼睛，这是平等的。但眼睛的生法却是千变万化的，由此有美与丑、威严与和蔼等表情之分，这就是差别。我所主张的"事实唯真"抓住了平等和差别两方面，坚持"事实唯真"，就不会被狭隘的思想所束缚，不会形成强迫观念。

孵化小鸡时，小鸡从蛋中、母鸡从外面同时啄壳，这种现象称为"啐啄同时"。如果母鸡在小鸡尚未成熟时就啄破了壳，或者小鸡成熟过了头还未从壳里出来，小鸡都可能窒息死亡。就是说为了小鸡的健康生长，在恰当的时机使啐与啄同时进行是必需的。山野井君过了四十余天的住院生活，恰如蛋在逐渐孵化中，直到出院，壳还没有被啄破，不得已去与领导见面，这才开始实现了"啐啄同时"心机一转的过程，迎来了崭新的世界。在这以前很长的一段时间里，他都感受着难言的痛苦，可以说"与生俱来的痛苦"吧。过去他也常常见到上司，但却觉得越来越不自然和苦恼，而现在"啐啄同时"到了成熟的时机。

要让时机成熟，有件重要的事情是山野井君出院的日期，我特别重视此事。治疗期开始规定为四十天，但到了期限，山野井君还未治愈。为此我也感到棘手，只好先让他出院，改变一下环境。"心机一转"的条件还未到来的话，他会再次要求住院，不得不继续接受治疗。我问了他出院后的打算，他回答："因为无法正常工作，打算辞去工作回乡下，过轻松的日子。"于是，我问他："现在去公司上班或回乡下，哪个对你的前途发展更有利？怎样做符合你的理想？"对此，他回答："当然去上班工作有前途，可是现在这种状态，我一点工作也干不了，出于无奈才考虑回乡下的。"我加强了语气："如果一个人违背了自己的希望，生活态度逐步退缩的话，社交恐怖和书写痉挛就无法治好。我们生存下去，是因为我们还有希望。治疗强迫观念的目的，就是为了希望，为了更好地生存。舍弃了希望，活着就失去了意义，当然治病也就没有必要了。"

山野井君是个过于顺从接近于盲从的人，听了我的话，老是被我的言语所束缚，这次也马上采纳了我的意见，放弃了回乡下的打算，继续去公司上班。越是希望治愈社交恐怖和书写痉挛，却越是治不好，他可能会埋怨我："这样能治好吗？"埋怨的同时，他会觉悟到若在森田先生处治不好，也就没有地方可去治了，如此一来，索性采取破釜沉舟的态度。这时"心机一转"的条件成熟了，大疑必有大悟。住院时间虽长，再痛苦也是值得的，一旦觉悟，巨大的能量就会涌现出来。

（二）神经症不是病

日高（警官）：我也是因社交恐怖而苦恼。从学校毕业后我曾做过一年的中学教师。那时，与学生见面让我感到痛苦，每天一起床，我就为此而苦恼。对学生在教室里吵闹，自己平息无方，我亦感到悲观失望。经过先生的住院治疗，我考虑问题的落脚点有了改变，过去我连在宿舍里洗衣服等事都不能干，现在可以顺利地完成了；以前我在路上遇到上司，往往会绕道回避，现在能够主动地上前打招呼了。现在我每天都生活得非常愉快。

森田教授：患社交恐怖的人很多，日高君、山野井君都是这样的患者。看到他们现在的健康状况，你能够想象他们曾患过社交恐怖症吗？

现在在座的古庄先生，喝茶时因拿茶杯的手颤抖，把茶水泼溅到外面，为此而苦恼，故只好避开需要喝茶的场合。这是与"书写痉挛"同样性质的症状，可称为"茶痉"。我代他把这症状介绍给大家，是为了告诉大家，只有如实地暴露自己的阴暗面，有了忏悔心，才能够尽快治愈。如果自己主动向大家坦白，将会治愈得更快。古庄先生，恐怕对我向大家介绍你的"茶痉"，感到难为情吧，在人前感到害羞是理所当然的心理。若明白这一点，手的颤抖就可以彻底治愈，像日高君、山野井君，以及所有治愈的人，都愿意把自己在人前张皇失措、演说时声音发抖等现象如实地说出来。

再则，山野井君不但自己完全治好了病，而且还帮助治疗了许多其他的神经症患者。我这里几乎所有治愈的患者，都会像山野井君那样指导尚在受神经症折磨的患者。

让我一直感到遗憾的是，一般医生不愿了解神经症的本质。像所有被治愈的患者都明白的那样，神经症实际上不是病，也不是什么神经方面的衰弱所致，而是主观意识上的精神性的产物。因此，只有体验过神经症症状的人，才会懂得它的真髓。没有亲身体验，即使是医生，也不容易明白它的本质。可以说，主观性的精神性的东西是很难被理解的，不像用显微镜检查那样，虽然麻烦，但依据推理、判断，没有亲身体验也可以理解其真谛。

我的著作，尽可能使用明白易懂的语言，我认为著作内容的真实性和深刻性，与使用语言的难易没有任何关系。一般医生把我写的《神经衰弱和强迫观念的根治法》那样的著作视为通俗读物而不屑一顾，而对《神经症的本质和治疗》这类稍有些繁杂的书则因为觉得麻烦而不愿认真地阅读。特别是日本的学者虚荣心强，认为通俗和实用是做学问的大忌。比如认为一个医生不会说德语就不像医生亦是出于这种成见。日本古代有过一段不会写万叶假名就不是学者的时代。以后很长一段时间内，学者们又认为不会写汉字要受到旁人的歧视，因而写文章时不用日常使用的语言。正是这种因素妨碍了文艺和学问的进步。在那样的时代，女性不是学者，故不受这种清规戒律的限制，可以任意使用俗语和假名文字，这使《源氏物语》《枕草子》等著作得以诞生，由此反而依靠女性开创了文学。这是文学博士藤冈的观点，我也有同感。鉴于这种教训，可知脱离实际生活、妄自尊大等所谓的学者风度是无益的。

（三）赤裸裸地暴露自己

中岛：九年来我因脸红恐怖和社交恐怖而烦恼，为了摆脱痛苦，我曾尝试过"大灵道""合气功术"，并加入教会寻求宗教信仰，但都失败了。最后还接受过断食疗法，也无济于事，无奈中入住先生的医院。住院后我经常喜欢与病友闲聊，浪费了时间还强词夺理，被先生讥讽为"闲聊会会长"，想想真是悲哀。住院第四十七天，先生对我说："你给其他患者带来了坏印象"，命令我出院。实际上在此三天前，我已经打算认真遵守医院规章了，故感到很遗憾。但一出院，我马上发觉自己已有了很大改变。这些变化，不是因为我脸皮变厚，或习以为常了，只是我采取了害羞时任其害羞，痛苦时任其痛苦，该做的事情照常坚持去做的态度。

森田教授：患脸红恐怖和社交恐怖的人很多，社交恐怖者常常诉说的"在人前害羞""难为情"等心理状态，实际上是无论是谁都具有的情感。可以说在人前毫无顾忌的人是变态者、意志薄弱者、精神病者；在害羞时任其害羞的是普遍的一般人；如固执地认为"难为情的话对自己是损害""害羞的话于事不利"等的人实际上是社交恐怖者。

出于信仰，加入了真宗，就会自然而然地诵念："南无阿弥陀佛。"相反，原先不信仰、心存怀疑的人，假如先念诵"南无阿弥陀佛"的话，也会自然地产生信仰。这种场合，念佛是一种具体实践，而信仰则是一种感觉或情感。实践和情感合为一体，成了同一个事物。因为想拥有信仰的人，起初不相信没有关系，只要先念佛经就行。像喜欢小孩的问题，通过抱小孩或替其换尿布的具体行为来体现喜欢小孩的感情，亦是实践和情感合二为一。

同样，当神经症患者有了忏悔之心和牺牲精神，症状亦同时得到了治愈。即使不怎么相信也无妨，先试着干起来就行。试图把自己感到害羞、感到胆小的心理隐藏起来，就发展成为社交恐怖。若把自己的害羞、胆小公开坦白出来，社交恐怖也随之消失了。

有个口吃恐怖的患者，当他在一定的场合，赤裸裸地暴露了自己后，一下子就被治愈了。我故意就一个问题批评他理解错了，他一本正经地为此进行了大篇的辩解。由于这个偶然的机会，"心机一转"，长时间的口吃恐怖一朝就得以治愈。

（四）不要被暂时的现象所束缚

神山：尽管很害羞，但我还是想一心一意治疗。我在十五岁左右，感到鼻子不舒服，以为是因此引起了头部的症状，所以做了两次鼻部排脓症的手术。但毫无效果，因此对治疗鼻子失去了信心。我好胜心很强，准备考试时虽然头痛得厉害，但仍忍耐着坚持学习，结果出乎意料取得了好成绩。我想毕业后生活轻松了，可能症状会好一点，想不到反而比学生时代更严重了。不仅头部，连肠胃也使人担心。十七岁时我被大学医院诊断为"腹膜炎"，医生要求我绝对安静休养。后又至庆应医院检查，结果显示不是腹膜炎，而是神经症，医生让我服用镇静药。但我仍然对"腹膜炎"耿耿于怀，回到家乡后，还常常跑去医院。

这时，我在妇女杂志上读到了沧田百三先生写的体会文章，其中介绍了森田先生的著作。学习之后，我治好了自己的眉头酸痛和失眠症，针线活也能够做了。但头部的疲劳还是没有消除，只好住进了先生的医院。现在我努力地工作着，这两三天特别愉快，头部疲劳已不再是问题了。

森田教授：神山小姐考试时能集中精力学习，且成绩很好。但空闲时情况反而不好，实际上这是最自然不过的现象。说"现在很愉快，头部的疲劳已不再是问题"，这主要是自己被精力驱使着在忙忙碌碌地工作的缘故。就是说，在外面紧张工作时感到健康，一旦闲散下来，精神松懈时，全身活动迟钝，身体反而感觉不好。这和肚子饿了想吃饭、肚子饱了不想吃是一样的生理现象。神山小姐这两三天拼命地干活，感到很愉快，这是一时性的生理表现。而且是种单纯的虚张声势的勇气，不是真正诚实的态度。这样的话，空闲下来一感觉不舒服，又要悲哀了，将反复徘徊于悲观和乐观之间。不过神山小姐表示："尽管很害羞，但是……"我很赞赏这种豁出去的精神。刚开始行动时，局促不安，非常痛苦。但随着自己本来面目暴露，难为情的情绪烟消云散，这说明害羞心理已到了极点。神山小姐用自己豁出去的精神，使情绪发生了转折。所以我说，愉快也好，痛苦也好，是与肚子饿或肚子饱一样的现象，用不着为此高兴或悲伤。能明白吗？

（五）不是练习，是实践

山野井：下面谈一位最近受我指导的社交恐怖症青年患者的事情。那位青年在旧制初中五年级时退了学，到去年底，四年来几乎都闲居在家里。因为怕见人，白天从不外出，又担心身体衰弱，只好在晚上骑自行车外出。他父亲十分担忧，来与我商量。我告诉他："你儿子患的是神经症，不久会好的。家庭贫穷的话，到了非工作不可的处境自然会出去工作，打算等到那时也行。不过想早点治好，可以到森田先生那里住院治疗。是服从境遇自然地好转呢，还是主动地进行治疗？两种方法都可供选择。"去年他父亲去世了，哥哥继承了父业，那青年到了必须自我努力而图生存的时候了。迫于生计，长期隐居的他白天也只好外出了，随之他的社交恐怖也好转了。前些日子，我陪他去报考工业大学。我们虽知道乘电车到五反田站，学校在附近一个叫谷山的地方，但再怎样走着去就不知道了。我停步问他："怎么走？"他一副无所适从的样子，意思是叫我去问路。我催促他去问："问一下警察就可。"结果他马上了解到去学校的路线。这个青年过去从来不敢做问路之类的事，而这次迫不得已去做却做得很好。一边走，他一边问我："这是练习吗？""不，绝不是练习，是不得不做的事情。是实践，包括刚才的问题。"

神经质性格的人，存在倒过来思考问题的倾向。这青年在我家用餐，表现得非常客气。但过分客气，我亦感到很不自在，真没办法。由于社交恐怖心理作祟，他只在意自身的一举一动，反而不去考虑他人的麻烦了。

森田教授：山野井君刚才讲的情况很有趣。那青年提出："现在做的是练习吗？"当然不是练习，是实际生活的内容，可以说是实践。住院的患者中，与这个青年有相同想法的人很多。比如晚上工作的内容是织抹布，有人马上就认为这是一种针线活的练习，看上去可能会认为他观察得很正确，实际上是很愚蠢的认识。织抹布的目的是为了使用。有的患者在日记中这样写道："完成了做饭的练习。"太好笑了！住院仅仅四十天，让受过高等教育的人进行针线活和烧饭的练习，是打算将来培养从事什么工作的人呢？住院的目的是为了将来能体会"事实唯真"的想法，学习"服从自然，顺应境遇"的生活态度，最大限度地发挥自身的适应能力。胡乱地进行烧饭练习的话，会给每天享用的人带来麻烦。为了练习不可烧出过硬、过烂或半生不熟的饭，而必须做出上等质量的饭来。兼好法师说过这样的话："射弓者勿带两支箭，必须一箭命中，否则存在着侥幸心理。射了一支还有一支，结果也射不中。"什么练习啦、尝试啦都不允许。这也是针对现今教育弊端的。世界上，有的人拥有两项博士头衔。从前我也计划成为医学博士，再成为文学博士。兼好法师在《徒然草》里写道："某个人想成为法师，既学骑马，又学吹笛，说世上的任何东西都必须学，结果一生一事无成。"这样的人充其量是个万事通，但绝没有丰富的适应能力。

（六）怎样才能与人有共感

坪井（僧侣）：中学毕业后，我当了僧侣，产生了许多感触。但并非是成了僧侣，因为说是做了僧侣可以念大学。然而和尚的世界不像我想象得那么单纯，且我又有社交恐怖，故感到生活得很艰难。初次参加法事仪式，我有生以来第一次穿上长长的华丽法衣，我胸口扑扑直跳，脸涨得通红，完全怯场了。传过来的五六个碟子让我不知所措，对如何拿好它们我毫无头绪。法事活动开始，我在和尚中地位最低，所以必须干在前头。由于毫无经验，我只好悄悄观察他人的动作。为了避免不应有的疏忽，我战战兢兢地模仿着。站起坐下，做着各种动作。可是模仿的动作比起他人的总显得不自然，我又害怕人们嘲笑我是个初出茅庐的小和尚。这样一想，动作就越发粗笨起来。到了该撒花的时候，我的头脑已一片混乱。应该撒三次的，只撒了一次，最后搪塞着仅仅完成了撒花的手势而已。坐下来时，因太靠近诵经桌，头又狠狠地撞在了桌角上。因耻辱我的脸一下子又涨红了起来。

我现在寄住的地方，是日莲教的宿舍。每两星期有一次演讲会，每日有一次街头布道活动。我想反正也难以成正果了，索性就得过且过吧。可到了大学高年级，不管我是否愿意，硬让我担任了干事。干事是个什么都必须插手的差事。无奈只能来到靠近电影院的街头布道，在众目睽睽下我实在是受尽折磨，只有涨红着脸，忍耐着。我四处向施主化缘，半工半读着。因为脸红恐怖，我实在不堪化缘带来的痛苦，曾下过不再做僧侣回老家去的决心，经师傅劝说，才打消了念头。不久前，我忍耐着痛苦，到上百处施主家化缘。尽管很不容易，但总算坚持下来了。

森田教授：刚才谈到法事活动开始时的话，很有趣。这样具体地述说经过，会引起情感丰富的人的共鸣。能进行具体的谈话，说明这个人的进步。脸红恐怖尚未好转的人，只能纯粹抽象地诉说"太无聊""在上司面前很拘束""感到死一般的痛苦"等，实际上都是些谁都会感受到的司空见惯的情绪，或者说是毫无头绪的不着边际的事情，以此企图博得旁人的同情。神经症患者，如果不再抽象地、主观地诉说自己的痛苦，而能设法具体地表述事实情况，那么就这一点，也可以说明他已好转了。

（七）适时地做一个沉默者

野村（医生）：最近先生精力充沛、健康地工作着，令人高兴。不久前先生出席了某个报纸座谈会，我想先生不会不知道那一些杀人事件的传闻吧，然而看了一下座谈会的记录，先生的话却不多，只在最后对谈话做了一些总结。先生最近还出席了《文艺春秋》杂志举行的以"春天和神经衰弱"为题的座谈会。我原以为"神经衰弱"是先生的专门研究科目，先生一定会发表许多高见。可翻开杂志，先生却一句话也没有，诸冈博士倒说了许多。我们弟子们在一起讨论："难道先生在外面的场合不太讲话吗？"

森田教授：在那种场合，我总是让别人多谈些，不到万不得已，我不喜欢一个人自己高谈阔论。那个会上诸冈博士讲得最多，记者提出问题，他可以马上举出在西方和中国文献上的例子加以说明。我的思考方法，如同大家所知道的，把着眼点放在实际和实践方面，不太主张絮絮叨叨地说明。关于神经衰弱的问题，我想谈的东西的确很多，但因与一般的学说大相径庭，我的发言会同其他博士们的理论发生冲突，故我想还是不说为妙。

座谈会上，记者就失眠提出了问题，我刚想就我的观点同一般通俗说法的不同之处做一点说明，齐藤博士马上讥讽我："你又来吹毛求疵了。"如此一来，话不投机半句多，我谈话的兴趣也荡然无存了。我好意想给世人洞开迷茫，却成了攻击的目标，为此我深感失望，因此就说些无关痛痒的话，支吾一番算数。传媒世界，尽说些一本正经的东西，新颖的内容恐怕再不会有了。

（八）坚强来自软弱，到极点时，脸皮薄，胆子大

佐藤（医生）：我从孩提时就很怕羞。在我的故乡福岛人们把这类人说成"脸皮薄"，就是指不善于与人交际的人。但也有这种说法："脸皮薄的人胆子大。"大概是形容某些羸弱的女性，在一定的场合下反而能发挥出男人都望尘莫及的强韧吧。我曾出现过正视恐怖。刚当上医生时，我为一个变态的精神病患者诊断，他正好与"脸皮薄"类的人相反，是个几次被判刑的可怕家伙。他露出遍体的刀疮吓唬我，并且咄咄逼人地对我说："我哪里是精神病？"我虽想作为医生不应屈服于这种人的气焰，可由于"脸皮薄"，还是不敢抬头去正视他。从此，我就不愿意再到那个患者的病房去。平时精神恍惚，不敢正面凝视他人。尤其被那个患者说了句"医生，您眼睛不好哇，老是晃眼"之后，我越发不敢去那个患者的病房了。正视恐怖，后来自然而然地好了，但羞于见人的本性依旧，我很是苦恼。

森田教授："脸皮薄的人胆子大"这种说法，巧妙地点破了人类心理的一个特点。流传于世的谚语，往往透射着真理的光辉。自古以来人们通过直感获悉的现象，也属于心理学的范围了。精神病学家悉心研究才发现的人类心理事实，实际上人类自古以来就明白了。与此类似的还有"谦恭的人固执"的说法。大家仔细观察一下他人的活动，在走廊等处，恭敬地致礼、问候的人，常常是些人际关系中不肯调和、妥协的人。

"脸皮薄"有两种，一种是有不肯服输、要努力进取的上进心，仅仅因为在人前感到不自在而回避退缩。这可以从孩子、女性或意志薄弱者身上看到。还有一种"脸皮薄"，表现在神经症的人在恐怖的场合，出于强烈的好胜心，认为在人前必须堂堂正气，不应有害羞心，拼命努力却难以如愿。结果自卑感越发严重，陷入愁肠百结的境地。"脸皮薄的人胆子大"

是怎样一种情形呢？比如普通的女性，意识到自己是一个女人，天生的弱者，没有必须要坚强、不能软弱的对抗心理；但在夫妻吵架、强盗入侵、发生火灾等场合，虽无虚张声势，却全力以赴，以必死的精神显示出了英勇顽强。这属于第一种类型的"脸皮薄"。因为耻辱时任其耻辱，任其软弱到极点，一旦需要之时，反而表现出坚韧不拔的意志。意志薄弱者和精神病患者，由于附加了各种不同的条件，与"软弱到极点"不同。他们自不量力，看不清方向，常出现突发的、没有谋划的意外行动。有时出乎意料地表现顽强，但也有意外的软弱。"疯子的力气大"是因为他们精神上缺乏抑制作用，能全力施展的缘故。战争中一马当先建立功勋的士兵，复员后沦为小偷被抓住的例子也有。这都是由于意志薄弱、抑制力缺乏所致。滑铁卢大战时，有两位英军勇士，趁着夜幕，携带炸弹潜入敌人阵地，完成了重要的任务。两位勇士在惠灵顿长官面前受奖，其中一位发言时竟抖索着说不出话来。据说惠灵顿长官当时说了这样的话："知道畏惧者才是真正的勇士。"有恐惧说明抑制力强，一边任其恐惧，一边完成必要的自身工作，这才是真正的勇士。

佐藤君的"正视恐怖"，起因为慑于变态患者，而自己作为一名医生不应该服输这样的思想矛盾所造成的。我也曾受到变态患者的骚扰，我知道力量上是敌不过这些精神病患者的，因此也绝没有斗败他们的意图。对乱喊乱叫的患者，不去过分重视他。我的冷漠态度，反而使患者也冷静下来，只说些想说的话，不信口开河了。狗在街上和其他狗相遇，若夹起尾巴低下头过去，其他狗也不会来追赶或撕咬。我对付这类患者也模仿这种方法，夹紧尾巴，没有丝毫与其对抗的心理，软弱到了极点。社交恐怖者倘也理解这种奥妙，就不会受到他人的敌视，且能取得最终的胜利。明白了这点，病即痊愈了。

我谈一下自己的体验。在根岸医院（精神病院）工作时，有一次，我刚跨进病房，一个患者就将盛着漱口水的瓶子狠命地扔了过来。瓶子从我身边擦过，落在后面墙上，顿时摔得粉碎。又有一次，这个患者把我按在床上，胡乱打我的腰部。但他施暴时也懂得分寸，扔瓶子时没有要将人致伤地乱扔，打我时也没有在要害部位乱打。那种场合，我作为医生，对患者完全没有抵抗，任他所为。这样令人不快的事，我之所以能够坦然处之，与我多少掌握一些柔道也有关系。先必须弄清对手攻击的情形，在自身完全没有危险的前提下，任患者所为。后来，这个患者对我反而特别顺服。据说，他曾对人讲："这个医院内真正的医生，只有森田。"出院后还对我倍生好感，经常送来物品和寄来信件。另外，有一次诊视时，有个患者突然从侧面向我踢来，我顿时从椅子上摔了下去；还有一次我被打得眼冒金星，总之都是精神病患者所为，我一点儿也不感到恼火。

我想忠告社交恐怖者一言，自己胆小、有劣等感是天生的、无可奈何的事。当用尽各种手段、方法仍无济于事时，就开辟新的道路。这就是"任其软弱到极点"的意思，物极必反。无论自身面对的处境或者工作方面有多难，应该做的事，再困难也要去完成。因为"黔驴技穷"，随着临界点的"突破"，当在人前无论何种态度处世都无所谓时，转机就来了。

（九）坦诚面对勇气的欲望

山野井：如前所说，我出院后，硬着头皮去见公司的领导时，紧张得心扑扑乱跳，说话声音都颤抖。但我任其紧张，照样做我应做的事，一下子说话便顺畅起来了，我体会到这就是先生所说的"突破"。当时我为社交恐怖的治愈而高兴得不得了，但后来症状又出现了。无奈之中继续带着症状干应该干的事，自然地让自己软弱到极点，终于真正地好转了。现在有时尽管心绪不宁，我也不在乎。顺利时候感到高兴，不顺利也认为是理所当然，不感到特别的痛苦。

森田教授：再稍就这个问题探讨一下吧。我们做某件事情时，一般有两种态度。一种是主动地表现出勇气百倍的样子，实际上是虚张声势，反而不自然。遇到复杂的交易和谈判时，靠虚假勇气支撑的结果是屡遭失败，最后悲观地认为自己无能，越来越陷入愁肠百结的境地。另一种是被动的、不得已而为的态度，这是毫无虚伪的做法。认识到自己的软弱，谈判场合反而表现出罕见的潜力，即使不赢，至少也不输。采取这种态度，胜了高兴，败了也不以为然，没有悲观情绪。所谓"软弱到了极点"，不是会越来越懦弱下去吗？实际上绝不会这样。我们具有欲罢不能的上进心，意识到自身的软弱，反而会背水一战，下必胜的决心；意识到自己头脑迟钝，会比正常人加倍地努力；意识到自己不近人情，会更谨慎处世，不怨天尤人；认识到敌不过精神病患者的力量，会懂得在伟人面前不能趾高气扬，只能夹紧尾巴，软弱到底。社交场合自我介绍时，不能充分表达内心的思想，能够心安理得吗？肯定会自责，感到懊悔不已，但因为天生的软弱，也是没有办法的事。夹紧尾巴，是恐怖的表现；遗憾、不服输是欲望的表现。这种"恐怖"和"欲望"间的冲突越大，能忍受这种痛苦坚持下去的人，越是了不起的人、伟大的人。而否定"恐怖"、舍弃"欲望"的人，是似是而非的修道士或是强迫观念者。正因为有内心矛盾，人才会进步。比如不能在人前流畅地表达，内心却十分希望表达得充分的时候，他会千方百计在语言表达上下一番功夫。如此一来，活跃了思想，文章也精炼了，人生观也革新了。正是在"恐怖"和"欲望"这两方面强烈的互相作用下，真正得到人生修养的熏陶。

（十）勇于尝试但不要盲从

大西（学生）：去年春天，我因社交恐怖住过院，一度治愈。暑假里我回到乡下，生活懒散使病情复发，又住进了先生的医院。我在东京大学文科的学籍保留着，因此准备着手写毕业论文。但因为缺乏自信，一直没有动笔。先生告诉我："总之要先着手干起来。"我反复强调神经症尚未治好，论文没法写，希望先生谅解。这个寒假回到家里，我对父亲讲起这个情况，遭到他的斥责。我被逼得走投无路，没有办法只好下决心动手写论文。虽起步晚了一些，一旦开始动笔，渐渐地打开了思路，总算完成了。

森田教授：大西君是固执的典型。固执的人，拘泥于没有自信的自我。不管我怎么告诫他"应先着手干起来"，他总是无动于衷。大西君说父亲发火才下决心，但即使写论文，或者赶赴战场也无须下什么决心。下了决心，就会产生多余的思想纠葛。无须下决心，只服从于自己置身的环境，动笔写论文就行。首先被父亲斥责后才下决心这种想法本来就不正确。大西君是固执的"冠军"，而另一个"冠军"是水谷君，他是与固执相反的盲从的典范。我叫他鞠三个躬，他照此躬行；我劝他参加入学考试，他没有二话。大西君的"固执"和水谷君的"盲从"，是两个极端，都离"领悟"目标有很大距离。我忠告大西君："先着手干起来。"他听后说："回家考虑考虑再说。"陷入了"现在着手写的话会怎么样""着手写不下去，怎么办"等的思虑中，连询问我一下的念头也没有。他忘了我是一个在精神科学方面有一定知识的医生，认为照森田说的去写论文，结果会怎么样，森田是不知道的，自己的事情只有自己最清楚。这种态度出于很肤浅的想法。孔子说："思而不学则殆。"这句话很适用于大西君。如果大西君追问我："即使着手干了，仍然写不成时，怎么办？"我会作如下解释："把决心啦、自信啦统统抛开，只要自己坐在桌前，摊开稿子、钢笔和参考书。尽管寂寞，仍像小孩做游戏一般干下去即可。每天干上十分钟、半小时都行，尽可能不断地坐在桌前。有时写上两三行，有时顺手抓到一本参考书打开来，懂也好，不懂也好，胡乱地读起来就行。或一星期，或两星期忍耐着坚持下来就可以。"对此，光想象可能不太好理解，实际做起来就会明白，会产生意想不到的效果。概括一句话，会也好，不会也好，应该干的事，不管愿意与否，无论如何也要去干。这时光凭勇气、自信等假装的信念是无济于事的。照我的话去做，素质好的人，可以忠告他："去参加吧！"这时本人会担忧"脑子这样不好，而且没有准备，即使考也不及格"。这是他自我意识的表露。"既然森田这样说了，碰碰运气考它一下再说吧"。简单说来，这是"尝试"，动听点说来"是托付给森田了"。这种"自我意识"和"尝试一下"的愿望，清楚地在内心中表现为对立，而在行动上表现为顺从。由于"顺从"，自身就开始会得到很大的进展和锻炼。然而，大西君先主观断定"自己不行"，通过自我意识作用，即使去尝试一下比神灵启示更确实可靠的森田教诲，付出一次举手投足的辛劳也不愿意实施。与此相反，水谷君却认为森田讲的都是正确的，完全抛弃了"自我"，只知道"照森田说的，应该参加考试"去实践起来。不讲策略，埋头苦干地突进，这称为"盲从"，不能做到有顺从适应性那样地工作。

（十一）与上级交往时的态度

黑川（军人）：住院前最让我痛苦的是，看书不能理解其内容，记忆力差；也有社交恐怖，受着各种苦恼的折磨。入院后我想聆听先生的教诲，认为即使遭到先生的斥责也无所谓，因此尽力地去接近先生。当然现在在上司或了不起的人面前，我依然感到不安，没有事我是不愿意去找他们的。但遇到有事，尽管我很不安，涨红着脸，也要去找他们，把事情顺利地处理好。

森田教授：在了不起的人面前，为什么会不安？让我们思考一下这是什么原因。一方面，上司或了不起的人都是能给自己谋利益和带来幸福的人，遭到这些人嫌恶的话，应该带来的幸福也会失之交臂，或者可能夺走已有的自身幸福，这种担心就会生发出恐惧。对方会给我们带来幸福，由此对他们产生了尊敬心理；担心被夺走幸福，引发了我们的畏惧情绪。哪怕不是了不起的人，面对自己倾心的异性，亦会顾虑遭到对方轻视，怕得不到企盼的钟情而羞愧不安。另一方面，对下级或一般的异性，因与之没有切身的利害关系，就不需要恐惧和害羞。所以当自身满足于现在的地位和生活条件，无求于他人、不羡慕什么时，这个人就没有感到畏惧的对象了，也没有羞耻感了。功成名就的人，大体如此。而乞丐和流浪汉却认为："反正像我们这些人，谁也不会关注。"那样，绝望或自暴自弃的人，同样不会在乎人们对自己有什么看法。我与黑川君相同，在大人物面前感到不安，这是我们本身具有的性格，我常把这称为"纯真的心"。这里的患者，正是因为尊重和信赖森田才住院的。对森田害怕是理所当然的，带着敬畏森田的心情，同时倾听森田的教诲，希望得到他的指导。当因畏惧想逃离的心理和接近盼望想得到的幸福的心理鲜明对立时，我们的行动就变得微妙，变得更加适用现实，变得随机应变，即所谓不即不离的态度。想接近恋人，又感到难为情，这样的两种对立心理活动，我称之为"精神的拮抗作用"或"调节作用"。这种对立心理的双方活动越强烈，精神的能量越旺盛。神经症患者或是被错误的精神修养束缚的人，一方面试图否定和压抑恐惧、害羞等心理活动，另一方面又粗暴地鞭策自己想接近的欲望，拿出虚假的勇气去勉强努力，结果精神活动反而趋向萎缩和偏执。想为了不害怕，勉强地虚张声势，固执地强迫自己去接近，丝毫不顾忌他人的麻烦，就会变得厚颜无耻。与此不同的是，相对立的两种心理活动活跃时，即使想接近对方，也不挨靠得太近；对方感到厌倦时，稍稍回避又不离得太远。听到对方讲话声，或有空暇，情感变化微妙时，马上来到对方身旁，处于"不离"状态。就是说既不粘住，也不远离。进退自如，才能保持非常合适的功能，达到"亲近而不狎昵，敬重而不疏远"的境界。这两个对立的心理活动产生的根源，在于想变得伟大、想进步等这样专心致志的欲望，源于一颗向上进取的心灵。刚来这里住院的患者，有的回避我的视线，有的则靠近我身边却丝毫不顾忌我的感受，心安理得地提些无聊的问题。但随着住院时间的延长他们自然会体会到"不即不离"态度的玄妙。黑川君接近我，希望听取我的指导，这不是因为我是个名人，而是因为我是个医生。只有把治病之事全托付给医生，除了遵照医嘱外别无他途。医生嘱咐打针、吃药，尽管疑虑是否会有危险，但他是以治病为职业的医生，只好心甘情愿拼着命，任医生摆布。关于神经症症状也同样，我这里疗效好的患者都把自己毫无保留地交给了我；疗效不好的患者大多忘记了我是个医生，他们不情愿把自己交出来，别出心裁耍些小心眼。什么时候才能处于"不即不离"的状态？可以说当注意力专心集中于目标上，舍去人为的自我筹措或耍小心眼时才能实现。这种自我筹措，也可称为"被束缚""不应感到害羞""必须接近先生"等主义和宗旨在思想上扎根之日，就是被束缚之时。被束缚越多，离"不即不离"境界越远。

我的住院疗法的最大着眼点，就是要脱离这种"被束缚"的状态。怎么样才能达到这个目的呢？这个方法是，一方面不要放弃自己生存的目标；另一方面，当自己难以摆脱"被束缚"时，应按其原状继续"束缚"，此时即达到了摆脱束缚的效果。

所谓"被束缚"就是以某种思想、某一语言为基准，并将其作为座右铭，然后规范、推论自己的行为。比如遇到难得的休息天，就牢牢地被"休息"两字所束缚。散步属于"休息"内容，然而，稍稍打扫一下家院，就认为属于工作的范畴而不愿意干了。实际上散步也好，扫除也好，都是同样的生活内容。正因为被"休息"两字所束缚，故没有发觉这一点。神经症的症状，只要除掉了这种束缚，也就痊愈了。生活就变得便利，变得自由自在了。在这里住院的患者，尚未摆脱"束缚"前，认为工作只是为了治疗。为了机械地完成了事，连花木的根腐烂了也没发觉，水浇好了，土是干是湿就不管了。还有，比如在宴会等场合，服务员端来了盛着许多茶碗的盘子，这时大部分人被礼仪所束缚，相互"请！请！"地谦让着，怎么也不肯自己先伸手去拿。对这种场合有什么感触呢？而且，不管大家怎么彼此谦让，也不会有任何得失可言，为了让服务员减轻点辛劳，也应该尽快地举杯端掉。与此相反，有关得失的场合，在站着的聚餐会上，这时我亦热切地希望早点拿好吃的点心，但只好忍耐着让别人优先。我认为早点拿茶杯，让他人先取点心，这种态度可以说出于礼仪。经常可以看到茶杯让他人先端，拿点心先礼让的这类待人接物的现象。这种人尽管拘泥于

"礼仪"这个字眼，事实上却违背了礼仪。再比如，在大型的宴会上，当与会者座次没有规定时，许多人说着"请！请！"堵塞在门口，谁也不肯抢先入座。假如是我，先估计一下自己的地位，从上排下来大概处于三分之一的部分，那么就在三分之一处入座，省得相互谦让而增加不必要的繁文缛节。但有些人明明地位居中，却故意坐在下位，好像是唆使他人必须坐到上位去。这种做法除了给他人增添麻烦、浪费时间外，还有什么增益呢？一旦被礼仪所束缚，似乎只要自己符合礼仪就行了，反倒成了利己主义，给他人带来妨碍也不在乎。平时常有这样的事，尤其多见于女性，当他人通过自己坐的地方，其实只要稍稍挪动一下身子，就可以让人家从自己的身后通过。然而她却一本正经地退居，一边说"请！请！"示意人家从自己面前通过。结果硬要表现自己的谦逊可掬，却让他人去做不必要的举动。这是由于人们考虑问题时出于自己的利己主义，对他人的害羞心理缺乏同情心造成的。

第八章
一名日本社交恐怖症患者的心路历程

下面是一名日本社交恐怖症患者学习森田疗法的体会，其中包含了她在实践森田理论过程中遇到的一些问题，读了会对我们有很多启发。

渴望去无人的地方

我曾有很长一个时期，深受"社交恐怖"的折磨。在那段时间，我做了任何可能的努力来治疗我的失常：我参加过一些团体，在那里大家谈论他们自己，讨论他们遇到的问题还有交际方面的话题；我还练习瑜伽，服用中药，并接受过针灸治疗。我多次更换工作，对一些我喜欢的工作，我能做得很好，但是一旦需要我与人谈业务、接待客户或给别人提供一些信息时，我就会辞职。在我病情最严重的时候，我会战栗以至于一句话也说不出来，甚至简单到去车站买一张车票都不敢。在一连串的辞职后，我在我兄弟的公司找了份工作，我勉强地做着这份工作。我结了婚，婚后第二年还生了个女儿。我很忙，便把女儿全托在一个幼儿园里。当我女儿读到小学一年级时，她的第一次家长会，我让我的母亲代替我去参加，而且由于那天正好是星期天，我就叫我的丈夫去看看女儿的班级。后来，我也鼓足了勇气去参加了几次女儿的家长会，但是每次去，我都觉得非常自卑，之后便是强烈的失败感。我看着那些年轻的母亲那么积极大胆地表达她们的看法，而我比她们都年长，却坐在那里，在众人面前一句话也不敢说。我看着她们，只觉得自己是个大废物！我厌恶自己，我总是不快乐。我在内心深处哭泣着，想死，因为那样可以离开我的生活。我还幻想着去一个没有人的地方，例如可以住到与世隔绝的深山里去。一次我正好听到一个朋友说，在山里有一所小房子。以后的每一年，我都和家人去那儿几次，这已成了惯例。那里空气很好，而且没有人知道我是个有社交恐怖症的人。在那里，我觉得舒服自在。虽然我从小的美梦终于成真了，但是一些模糊的焦虑和沮丧的情绪还是不时向我袭来。我的女儿开始抱怨："这房子不坏，可我还是受不了这地方，这儿没有人和我玩！"她这话，在我心里留下了深深的印痕，很久没有磨灭。人类没有同伴就无法生存。森田疗法里有这么一句："每一个忧惧后面，都隐藏着一个渴望。"在我知道这句话以前，我从来都只是渴望去掉那恐惧，我只知道我害怕和人打交道，我不知道在那害怕里藏着一个渴望——和每个人自然地相处。

即便你紧张，你还是可以行动

就在我忍受着精神折磨的那段时间，一个偶然的机会我接触到了森田疗法，于是我开始学习。我尝试着让自己以一种建设性的方式来面对生活，同时也不拒斥我的情绪（症状）。举个例子，参加孩子的家长会对我来说很困难，我仔细检视了在我学到森田疗法后的行为方式的改变。过去，在参加家长会前，我会练瑜伽、漱口、吃糖，还会在镜子前练习自我介绍。换句话说，为了消除紧张，我让自己像个热锅上的蚂蚁那样不停地准备这准备那。但是，在我学习了森田疗法后，参加家长会前，我会做些家务。为孩子准备下午的点心，还为晚餐做些准备工作，一切都像平常一样。在过去，在家长会里，我无时无刻不感到紧张，担心会点到自己的名字。现在呢，我会尽可能专心地听别人的发言。现在，当我必须要做自我介绍时，我还是会紧张，我还是会想要赶紧逃离，我的心还是跳得那么快，但我会继续说话，让自己安定，对自己说"没关系的，没关系的"。以前，一旦家长会结束了，我会一个人孤零零地骑着自行车回家。说实话，我很羡慕那些在会后留下来继续探讨的妈妈们。我试着听取别人的发言。如果我在谁的发言里，得知了她的名字，我会要求自己一定要和她打个招呼："您是谁谁谁的母亲吗？"然后我会和她一起结伴回家。我现在还是会对家长会感到紧张，但我能够参加到她们中间了。我不会再因为自己逃避了孩子的家长会而有罪恶感了。

根据森田理论，情绪并不会由你的意愿所左右，但是努力采取一个行动来改变你的状态，这可以驱散紧张和恐惧。如果因为你害怕，你就想要落荒而逃，那紧张就会越来越强烈。不管怎样，重要的一点是，即便你的心紧张得怦怦跳，你还是得采取行动（译者按：比如不管你如何紧张，如何脸红，可你还是该把自我介绍说完，否则如果你总是落荒而逃，你会永远被自我贬抑的情绪压得抬不起头，而且下一次你的紧张和脸红还会更厉害）。

最近，我在我女儿的年级家长会上，接受了一个任务。这些天来，我为教师和家长们之间做些联络工作，我有一个感觉，就是这些工作开始对我起作用了。有一个结果就是，可以肯定，我的社交恐怖症在一点一点地、慢慢地消退着！

脸红恐惧症的开始

从初中毕业时，我就开始部分承受着社交恐怖症的折磨，其中最严重的问题是害怕脸红。除了怕脸红，我还害怕与别人的眼睛对视，以及其他一些社交方面的恐惧症。举个例子，我不敢当众发言，我也做不到关心他人。尽管我已经是个家庭主妇，我还是会害怕去商店买日用商品，而且我难以和他人一起进餐，即便是和我自己的家人。

我的脸红恐惧症，始于1952年。我从大学毕业后在大阪的一个医院里找了份工作。不久我就被派去一个进行高级研究的部门，这个职位需要和一个要求非常高的医生合作。我非常担心这位医生是否喜欢我，或者他是否欣赏我的工作。我工作得非常卖力，希望能成为一名称职的工作伙伴。我感到越来越紧张，有时候我觉得自己不再是自己，只是在扮演一个什么角色。我把自己压抑得特别厉害。有一天，那个医生随意说起医院里有人入室行窃。突然，我就感觉到我脸红得厉害。这毫无理由的脸红使我非常不安，同时那突然的紧张感几乎把我淹没。我想着我的脸红一定暴露了我的弱点，并且我也就此成了一个一文不值的人。这以后，我便陷入了脸红恐惧的泥潭。

疑惑我到底是不是病态

那个医生后来就让我去医院里这方面的服务机构咨询一下，我就去咨询了，但是我还是根本弄不明白我的真正问题。我越想控制自己的脸红，就越强烈地感觉到脸红，然后我就脸红得更加厉害。特别是在公共场所或其他让我感到紧张的地方，这个问题就更加严重。我的焦虑围绕着这样一个自我认识："我不能控制住我自己。我是不是精神上有毛病？"在有以上的经历之后，我还继续着我的工作。但是，当我一个人在研究室里时，我总是自始至终地担心着有人会突然进来。那些日子里，我的精神问题几乎让我失去继续生活下去的勇气，但我不想死啊。就在那时，我从《怎样治愈脸红恐惧》一书得知了森田疗法。满怀期望，我马上离开大阪跑去东京，去了书里说的那个诊所，希望找到一个能马上帮助我的专家。但他们告诉我，我必须住院或者用日记指导之类的方式来进行咨询。我意识到迅速地治愈没有指望了，便带着极度的失望回了家。后来，我从那所医院辞了职，为了让心灵安静，我还结了婚。但是，婚姻也还是不能让我获得安宁。在我生了孩子后，我的脸红恐惧还是继续着。甚至在最普通的日常生活里，比如只是和孩子们在大门外游戏，或者带孩子去医院，这些都让我害怕。和邻居交往或者去买东西，这些也让我害怕。我一面渴望着逃离我的生活，一面把痛苦深深埋在心里。虽然如此，我还是用了各种办法，继续履行着生活必需的日常义务。

又一次被抛入痛苦里

当我的孩子慢慢大了些后，我想出去找点零活做。我找了两份临时工作。但是，没多久我的脸红恐惧就发作得越来越厉害，以至于没法继续工作，最后只能辞职。后来，我找到一份可以在家里一个人做的工作，只需要每个月去一次公司。可是甚至这样每个月去一次公司，我也会故意很晚出门，以免在上班路上碰到我的同事。下班时，我也有意错过同事们坐的那一班车，一个人坐下一班车回家。

有一天上班的时候，虽然我像平常一样，比别人都晚去，可是我突然听见阳台上，我的同事们在大声说笑着。我赶紧溜进了旁边的洗手间，生怕她们看见我。可我对自己这种行为实在难过极了，回家的路上，我满心的痛苦和哀伤。我渴望出去工作，我渴望与人好好相处，可是我又实在无法做到，这样的痛苦处境，让我不知如何是好。我总是想，要是没有这讨厌的恐惧症，那有多好！那样我就能过上我向往的生活，并且会过得越来越好。

为了治好我的脸红恐惧，我试过催眠术，还读了很多关于如何获得无畏精神的书。我看到一本书上说，饥饿有助于减轻紧张。我便去书店想买一本关于节食的书，结果我发现了一本森田疗法的书——《森田疗法介绍》，这本书是水谷宪二写的。感谢这本书，让我终于在自己39岁的时候，成了一名生活发现会（一个学习森田理论的自助式的集体）的成员。

发现我真正的性格

我每月参加一次生活发现会的集会，通过会上的学习，我慢慢认识到，我的精神问题绝不是什么反常或变态。我对脸红的担心，我害怕和别人对视，我老是担心别人怎么看我，这些我担心的问题，也许每个人在日常生活里都会时不时地碰到。他们只是能做到不纠缠在那种害怕的意识里，于是很快就解脱了。固执和完美主义才是我生来的秉性。因为对人性的无知，我总是想要除去那不适，却反而落入了越在意就越紧张的怪圈。结果便造成我对自己症状的强迫观念。我终于明白我的神经质的产生机制了。

怎样接受现实并且好好生活

然而，精神上的症状慢慢成了习惯，它逐渐加强就像条件反射。我仍被脸红恐惧的痛苦困扰着。森田疗法的一个理念挽救了我，这个理念就是：接受现实。以前我总是竭尽全力地想要抑制自己的症状，现在我的想法有了一百八十度的大转变，现在我只专心做好每一件必须去做的事，不去在意症状是否减轻或加重。（这一点认识很重要！大家可以好好体会，不要轻易放过！）作为一名家庭主妇，我的义务是认真地做好家务工作，以此让我的家人生活得舒舒服服。既然我买东西不太在行，我就仔细盘算好自己的购物清单，直到买齐每一样东西。我还参加孩子的家长会和邻居之间的交流会。我麻利地去上班，要取得进步，这些都是必须做到的最起码的事。

森田疗法要求我们：不管你的状态如何，你都得采取行动去达到你的目标（这里的目标应指具体的生活目标，如买菜啊，开会啊，完成学业啊，而非治病这个目标）。要达到目标，你就得行动，而且这样的行动必须重复进行。通过这样不断重复行动，我的精神状态有了彻底的改变！这样的内心革命，就好像是冰块的融化。冰块在融化时，它的温度依然保持在零度，但是当它彻底融化，它的温度就会慢慢升高了（这个体会也很重要，我们应该耐心地等待冰块彻底融化。冰冻三尺，非一日之寒，如果你没有耐心，半途放弃了，也许你就会前功尽弃。大家慎之！）。

在我按照森田的要求，在生活中付诸实践的时候，刚开始时，我感到极端的困难，但是一旦我成功地达到一些目标，我不禁喜极而泣！每一点小小的进步，都让我由衷地感到快乐。我开始相信，我可以对付我长期的精神问题了。诚然，有时候，我还是会感到沮丧、失败。但这些失败告诉我，我必须接受我爱脸红这个现实，这是我生活的一部分，我没法用别的方法来生活。（这话也很重要，你就是爱脸红，这是你的现实，好比有人天生失聪，他不也得好好地尽力去生活，去适应自己的失聪？）

另外，生活的目的，并非只是为了战胜自己的强迫症，它应该指向发现真正的自我的道路。举个例子，大家得学会习惯自己的一些讨厌的个性。大家都可以找到适合自己的生活方式。当然，"接受你的生活"，这个信念在未来，在我的余生里，都是我要重视并坚定实施的。

向着共同解决的道路

上面说过，我现在参加了生活发现会，这是一个自助式的神经症患者的团体，我们在一起学习森田的理论。我已经参加13年了，通过参加这个团体，我有幸获得了关于社会人际关系的基本知识。回顾过去的人生，我发现由于脸红恐惧，我从来都只是关注自己的感受和症状，从来都是以自我为中心，从不知道如何去帮助他人，如何去让他人快乐；对他人，我从来只是关心他是怎样看待我的。（注意：此段话也很精辟，很多脸红恐惧的人，往往也是极端自我中心，虽然他并不伤害别人，但他至少是对他人、对外界毫不关心，是个冷漠的人，不管这冷漠是否是故意的，这冷漠反过来也更筑高了我们和他人之间的墙。）现在，我作为团体会议的领导人，我能发展自己的社交技巧。同时，我对森田人生观的理解比以前更深入了，但我还想做得更好，我会在未来的日子里，继续研习森田疗法。

从我上面的描述里，看上去我似乎是单靠自己就恢复了。但是单靠自己是很难战胜神经质的。以我为例，在顾问和同伴们的帮助下，我能够克服神经质的痛苦。同时，看到那些年轻学员，虽然有着更严重的不幸，却依然那么投入地学习着，我总是被激励。曾几何时，我想着如果能够死去，那该多好；可是现在我很高兴，因为我有这样的人生的赐予，为我的希望——希望度过我所遇到的难关。现在我和我的伙伴们在一起，他们也在良好地恢复着。我们感谢生活发现会。

第九章
施旺红教授的集团森田疗法

　　为了提高社交恐怖症的治疗效率，更好地帮助患者，为患者提供良好的交流平台，第四军医大学（现已更名为空军军医大学）的施旺红教授潜心研究并从事"社交恐怖症的集团森田疗法"，在"施旺红博士专栏"网页上，发表了治疗的材料及许多患者治疗的经过及体验。

　　为了让更多的人了解如何运用森田疗法治疗社交恐怖症，更好地推广治疗成果，现将有关资料总结如下。

　　一、社交恐怖症的集团森田疗法

　　社交恐怖症发病率很高，其症状多变，国内许多医生对其认识不足，常常将其误诊为其他疾病。因此很多患者发病多年，但却得不到及时有效的治疗，他们痛苦不堪，失去工作能力甚至走极端。而森田疗法的治疗效果则令人非常满意。

　　（一）开展形式和内容

　　1. 形　式
　　多名患者参与，成为一个小的集体。由施教授主讲理论，大家积极参与交流发言，完成日记和家庭作业。

　　2. 时　间
　　每周 1 次，每次 3 小时，1 个月为 1 个疗程。

　　3. 内　容
　　探讨：①社交恐怖症的各种症状特征；②发病机制；③如何进行自我

调节；④社交技巧的学习。

（二）集团森田疗法治疗协约

1. 主要目的

制订协约的目的：①学习交流；②促进神经症患者康复和心理的成长完善；③通过参加者的体验交流，学会实践中的技巧。

2. 协约内容

①不想说的时候有不说的权利；②尊重别人的隐私，不指责、批评别人；③尽量主动发言，交流自己的体验。

（三）学习主要内容

1. 第一次治疗

（1）目标：大家尽快相识，建立信任感；了解什么是社交障碍、社交恐惧、对人恐怖症；了解症状的多样性及其痛苦程度；领悟到症状不是病，建立起用森田理论治愈自己的信心。

（2）内容：①个人自我介绍；②讲解社交障碍、社交恐惧、对人恐怖症相关知识。

（3）家庭作业：①本次的学习体会；②我至今如此焦虑困惑的原因，其背后有什么样的欲求或愿望；③我的病有哪些主要影响因素，对过去的经历、家庭环境、重要挫折、自己的性格等，进行简单的分析；④对我的意见和建议。

注意：以上作业内容是下次发言讨论的主题。

2. 第二次治疗

（1）目标：搞清社交恐怖症的发病机制。

（2）内容：①每个人以上次作业为题进行演讲；②讲解森田质性格的特点、诱因、精神交互作用；③社交恐怖症的发病机制，是在森田质性格基础之上，由挫折诱发并导致的精神交互作用。

（3）家庭作业：①本次学习的体会；②分析自己的性格特点；③分析自己发病过程中的精神交互作用；④对我的意见和建议。

3. 第三次治疗

（1）目标：理解"顺其自然，为所当为"的真正含义。

（2）内容：①交流自己的体会，重点交流自己症状的精神交互作用；②讲解"顺其自然，为所当为"的真正含义和操作技巧；③观看森田疗法录像中关于对人恐怖症患者接受森田疗法治疗过程的内容。

（3）家庭作业：①本次学习的体会；②在实际生活中体验"顺其自然，为所当为"；③对我的意见和建议。

4. 第四次治疗

（1）目标：了解什么是"治愈"，学习社交技巧和享受生活。

（2）内容：①大家交流自己成长的喜悦或自己近期的目标，提出疑问；②讲解什么是"治愈"；③介绍"社交技巧"；④介绍如何享受生活，谈谈音乐的魅力。

关于音乐的魅力，是之前有位朋友提到去年日本东京的一位患者来我室交流，和我一起唱了首歌——《世界上唯一的花》，曾引起过较大的反响。在日本，曾有一名患者正准备跳楼自杀，突然听到这首歌，放弃了自杀的念头！这首歌在 2004 年、2005 年连续两年获日本音乐金奖。根据大家要求，我把歌词翻译如下：

> 看着花店门前摆放着的花，
> 虽然人们各有爱好，
> 所有的花儿都美丽，
> 谁是第一，没有比较的必要。
> 简陋的花盆里，所有的花都昂首挺胸，
> 就如我们，为什么要比较？
> 各有个性，都是唯一。
> 我们每个人都是这世界上唯一的花，
> 拥有个性，只要努力，让花儿怒放。
> 无论何时都露出笑脸，
> 顽强地开放着的花儿，
> 每一朵都美丽，
> 那个人怀抱花儿走出花店，
> 色彩各异的花儿，和他满足的笑颜。
> 不知道她的名字，那天她给我的笑容，

像盛开的鲜花，在一个不知名的地方。

我们每个人都是这世界上唯一仅有的花，

拥有个性，只要努力，让花儿怒放。

无论花儿是大是小，

没有完全相同的两朵，

不用追求第一，

因为我本身就是特别的唯一。

二、患者的学习体会

通过集团治疗取得了良好的效果，许多人健康地回归了社会。下面将部分患者的治疗感受摘抄如下，以便大家了解患者变化的过程。

◆ **患者体会**

我社交恐怖的主要表现是赤面恐怖，简单地说就是与人交往的时候会脸红，特别是在众目睽睽之下或是跟上级领导说话的时候。有时候甚至跟朋友在一起说话时也没来由地脸红。朋友有时善意地开玩笑说："哎呀，你怎么脸红了。"这时候我就特别紧张和懊恼，越想控制着不要脸红，就越觉得脸上火辣辣的，心跳加快，手心冒汗，脑袋瓜一片空白，说话也变得结结巴巴起来。"别人是因为不好意思而脸红，而我是因为脸红而不好意思"（这是讲座中一个朋友的原话，很经典，愿与大家分享）。听了施教授的集团治疗，我感想颇多。施教授的森田疗法已经不仅仅是森田正马先生创立之初的森田疗法了，里面融合了许多心理流派的精髓：弗洛伊德的精神分析、斯金纳的行为主义、罗杰斯的人本主义、奈塞尔的认知心理等。头绪太多，就先从我们大家最关心的症状说起吧。森田疗法不是在刻意地消除症状，而是在改变我们对症状的认识：症状只是浮现在问题表面的现象，而现象的背后则是我们的欲求。就我而言，我的主要症状是脸红，这是现象，而其背后就是很想得到别人的肯定和承认，很在意别人对我的看法，把很多心思都放在了这个上面。一方面希望在人面前尽善尽美，而另一方面在心底深处还多多少少有一些自卑情结，总觉得学习比不上张三，长相比不过李四，而家庭条件不如王二等。渴望得到别人肯定和承认的欲求愈强烈，症状表现得也愈突出。虽然知道治疗的关键是实践，但在潜意识里我还是想先消除不安、焦虑的症状再行动。施教授告诉我们："若满脑子都被不安所左右，或是逃避或是对抗，那我们就会被不安所束缚，因为恐惧而被其压垮了思维，从而停止了行动。"

还有，施教授在课上即兴举了一个例子，我的印象很深刻。他说："人的欲求与不安就如同行车上路时的油门和刹车，当我们在欲求的牵引下行动时不安就会如影随形，这就好比开车上路除了油门也必须有刹车。其实不安就其本身而言是一件好事，它会时刻提醒你危险的存在。但是患恐怖症的人常常让不安的意识占据整个大脑，故而会猛踩刹车，导致自己止步不前，原地打转。然而问题的解决不是要消除不安，而是要找到适合自己的方法去更好地行动……"多么生动形象的例子啊！不知大家听了有什么感受，当时我的感觉真的如醍醐灌顶般豁然开朗，心中不住地击节叫好。

上面是我以一名社交恐怖症患者的身份听了施教授集团森田疗法以后的一些感受。我受益匪浅，很感谢施教授为我们大家带来了这么实实在在的心灵鸡汤。

◆ 患者体会

施教授这次的集团森田疗法课中有一些话让我印象很深刻："社交恐怖症的治疗关键还是要迈出去（即行动或者叫实践），森田疗法不是仅仅停留在思考和静悟中。若一心想着等症状消失了再去行动那就会始终被症状所束缚，不是掉到这'坑'中就是掉到那'坑'中。有些人似乎天生就比较敏感，习惯内省，追求完美，这不是短时间里能完全改变的，所以不要怕症状反复，要坚持行动。"我觉得所有执着的人都是很优秀、特善良、爱学习、勤思考的人（也包括我），但似乎有一个通病，就是实践得少，往往理论掌握了一大堆，一到行动就卡壳（个人见解）。听了施教授这次课我很受触动，一句话：朋友，让我们一起来行动吧！

◆ 患者体会

施教授集团疗法中一个简单的例子"挖坑"让我联想到很多。"挖坑"是一个很有趣的扑克游戏，三人同玩，两人给另外一人挖坑，看他是否能顺利脱身，不掉进坑里。而我们神经质的人仿佛是自己在给自己挖坑，由于我们性格的特点，我们不断地摔入一个又一个自己性格所致的坑中。坑，有深有浅，有大有小，埋伏在我们人生旅程中的各个地方。所幸的是我们在人生旅途中遇到的是坑，简简单单的一个坑，不就是一个坑嘛，所幸不是地雷，所幸不是炸弹，所幸没有危及我们的生命。我们也应该因此而庆幸一小下吧！看看，老天还是对我们有所眷顾的。

◆患者体会

我是广场社交恐怖症患者中的一员。我将附上我的经历及学习体会，希望能通过这个平台和大家互相交流，共同渡过难关，摆脱阴影，走出阴霾，迎接明日的阳光。

个人经历

我的主要症状是社交恐怖，特别在异性面前表现尤甚。和陌生人交流时我会紧张、脸红，还特别惧怕脸红，总认为别人都在看着自己，觉得很丢人，并对此深恶痛绝。在一些集会的场所，特别是严肃的场合，我感觉浑身都不舒服，紧张得很，也不敢在公众面前说话。几次在一些重要场合我都因紧张、担忧而心跳加快，腿发软……

我是一个完美主义者，在许多方面都比较执着，甚至到固执的地步。对于紧张、脸红等正常反应我总认为不正常，竭力想控制，深陷其中不能自拔。于是乎，小小的紧张最终导致了腿发抖、流汗等表现。再加上我特别在意别人对我的看法，害怕在别人面前丢丑，一旦产生了一点症状，总认为所有的人都在看着自己，笑话自己，因此就更想摆脱。于是，当一切都无济于事时，逃避变成了唯一的选择。

一次次的逃避，导致我越来越惧怕集体活动，越来越封闭。由于我一直以来都有着想要消除症状的强烈欲望，并且特别担心症状再次发生，心里总是忐忑不安，因此心情抑郁，整日忧心忡忡。我的思想里充斥着不安，以至于不能静下心来学习、工作。甚至一觉醒来想到今天要去参加某个集会，心里就不由得紧张起来。

由于施老师的课程是每周一次，都安排在周六下午，每次上课具体内容施老师好像也写出来了，我就附上我自己学习社交恐怖症的集团森田疗法之后的每周体会吧，希望对大家有所帮助，特别是对那些由于种种原因不能来的朋友们。由于最近比较忙，上网也不大方便，我的分享可能有些滞后，希望大家谅解！

个人体会

［第一周］

前几天我第一次接触了社交障碍的集团疗法，对森田疗法有了进一步的了解，对自己的森田质症也深信不疑。

然而这几天我的第一感觉就是病情加重了！心情越发沉重，上课时总不能集中精力，还是会脸红，仍想着逃避，想跑出教室，之前都没发生过这种情况。唯一庆幸的是，想着脸红是正常的，没跑出教室。再就是我变得更敏感了，由于对自己的森田质症深信不疑，我反而在许多本不紧张的情况下变得紧张了，即使不紧张，也总对自己有一个心理暗示。我有一种以森田质自居的感觉，只要别人提到一点与森田质沾上边的东西，我都会特别敏感，立马联想到自己，然后机制就被激活了，紧张，脸红，心跳加快……感觉狼狈极了，甚是丢人。由于病情的加重，我差点对森田疗法产生了怀疑！还好问了一下老师，才知道这是泛化的表现，于是我也就释然了。

还有就是比较困惑。虽说我知道症状是正常的，但那只是理论上，真正做起来却相当困难。当那种机制产生时，往往你首先想到的并不是它是否正常，而是别人是不是在看着你，或者症状产生了多丢人，以后再也抬不起头做人。这种想法简直根深蒂固。

只是自己的一点体会，希望对大家有用。

［第二周］

这两天感冒"眷顾"我了，病情还挺重。又是咽喉发炎，又是头痛流涕，还有几门考试，累得不行。快折磨死我了！

由于这周我实在太忙，也没参加什么集体活动，可能这也是一方面原因吧，诱因没了，症状当然也就少了。

然而我的收获远不止这些，这周最大的改变在于很多情况下，我已慢慢变得不那么在意了。虽说有些时候也紧张，仍然很敏感，但我的心态变了：发生就发生吧，丢人就丢人吧。

态度决定了一切，保持一种积极豁达的心态吧。我感觉越自闭就越压抑。心情好的时候想得很少，心情压抑的时候还老爱往这方面想，虽然好多时候我也做不到不去想，但还是尽量努力吧。

还有就是，有的东西，硬着头皮去做了，也就那么回事。怕就怕我们这种人，又想做，又不敢去做。有时我们缺少的就是一种厚脸皮！

◆ **患者体会**

施教授的集团森田疗法让我们这些深受社交恐怖症困扰的黑夜独行者第一次有了找到队伍的美妙感觉，这儿是一个温暖、彼此毫无隔阂的大家庭，下面是我们大家的小妹妹——一个有脸红恐怖的高三女生在集团森田疗法第三次课的台上感言。我很欣赏她的勇气，还有她那朴实真切的话语，经她本人同意，我花了半个小时将其整理贴于此处。"勇敢面对生活，树立信心"，愿与诸君共勉。

"通过上次的学习，我更清楚地认识到了自己发病的原因。自己原本无任何身心异常，是因为自己有疑病素质，才会将某种正常的感受看成是异常的，总想排斥和控制它，结果使注意力固着在这种感觉上，不断加强形成恶性循环。我也认识到了自己应该接受自己可能出现的各种想法和观念，对自己的症状采取接受的态度，不再去强化对症状的主观感受。同时，使注意力不再固着在症状上，以此打破精神交互作用。

"在实际生活中，要继续做本来应该做的事。把注意力转向那些可见实效的事情。即使症状起伏，也不再去管它。尽量不要去想别人会怎么想，只要自己坚持做下去，症状就会逐步减轻的。这一点我深有体会，这个过程很痛苦，也会有反复，自己有几次也快要放弃，但最终还是抱着不顾一切的想法去做了，还是有效果的。

"我是一个偏内向、有点敏感的人，做事情特别想要做到更好，但有时候会压抑自己，不允许自己去做一些事，自己的内心冲突很激烈，于是极端完善欲造就了强烈的劣等感。有时候我会比较消极，对事物抱着无所谓的态度，失去了很多的机会，于是自己心里又会自责不安。对于一件很枯燥但又对自己有用的事，我可以坚持下来，并且不会有反感的情绪。

"人的行动会造就一定的性格，而性格又会指导人做出一些事情。在生活中应该是一种顺其自然的态度，这样才能使自己性格中的优点都得到发扬，从而陶冶自己的性情。

"每次我很紧张时，症状就会出现，自己越着急该怎么办，就会使注意力越集中在症状上，自己也会变得更焦虑。但当每次深呼吸放松之后，心里不再去想时，症状反而轻了。其实在实际生活中，勇敢面对一切，更有助于打破精神交互作用，使症状减轻直至消失，所以我们要勇敢面对生活，树立信心。"

◆患者体会

昨天的学习交流会，可以说是我参加以来感触最深的一次。也许这就叫作心有所触动了。

刚开始的触动是为那个曾经晕倒过的孩子。我觉得他真是很勇敢很勇敢。也许，有人会觉得在别人面前介绍自己是很轻松的一件事，可是对于他，一个曾经在众人面前紧张得晕过去的孩子来说，是很难的。我为他的勇气而感动。要是说仅仅是为这个孩子而感动的话，那么接下来的，我就是深有感触了。一个高三女生，也就是前面那个脸红恐怖的女孩，她的发言，简直让我惊呆了——为这个18岁女生对森田理论的领悟能力及表达自己思想的能力。简短的几句话，可以说将自己对森田理论的理解表述得淋漓尽致。这也许就是我们森田质人的显著特点：我们很聪明，很有天赋，我们善良，乐于助人，我们思维发散，我们内省力强，我们想得要比平常人多很多，我们理解那些常人所不能理解的东西，我们缺少的仅仅是行动，缺乏将自己表达出来的能力。

接下来的那位女士的表述，使我感触更深。她提到自己被某位资深专家误诊为"变态"，她就那样在这种阴影中度过了6年。回顾这些的时候，她哭了。是委屈，还是愤怒？我也热泪盈眶。或许我们在生活中，在很多情况下都会被人误解，那是因为别人的无知，并不能以此指责我们变态。我觉得她真是一个很睿智的人，她最后用木桶理论结束了她的演讲。她说，人只有在认识到木桶之所以盛水少，就是因为那根特别短的木板之后，才会去想办法弥补。

之后还有很多人都发表了自己的感慨，总之大家都很珍惜这段发表自己内心感受的时间。我们不再害怕在别人面前敞开自己的心扉，我们不再为在别人面前说话而感到紧张。在这里，我只看到了融洽和开心的笑！

◆患者体会

早晨起来，不期而至的寒流降临了古城长安，窗外是牛毛细雨，耳畔是那熟悉又崭新的旋律——《世界上唯一的花》，心情格外地轻松惬意。一个月的集团森田疗法在不知不觉中画上了漂亮的句号。记得最后一次课上，施教授引用了一个残疾人朋友的话："我经常在想，冥冥之中一定有一位神在默默注视着我，帮助着我。我该怎么报答你，我的神。"我想这也是我现在的所思所感——怀着感恩和自然的心态去享受这多姿多彩的生命。

11月4日，那一天下午我们第一次聚到了一起。施教授用风趣的话语和大家身边的小故事让我们在不知不觉中领悟到"症状不是病"，困扰我们的不安焦虑等症状其实反映出来的是我们内心的欲望——求生的欲望，求全的愿望，希望得到周围人承认的欲望。只要有欲求就会有不安，这本身就是一把双刃剑。我们以前的理解是焦虑不好，不安也不好，所以要对抗和消灭它们；而森田的理解指出不安与欲求是矛盾的两个方面，与其追求不安的原因，不如思考后转变对不安的态度与认识。"冰块融化与温度回升""偶遇疯婆子前后""开车时候的油门与刹车"，让大家都不觉得这是在接受治疗，倒像是在一起互帮互助地感悟生活的艺术。紧接着的一周时间里，大家都在结合自己的症状和经历来消化对"症状不是病"的理解。

11月11日，许多朋友都勇敢地站在讲台上剖析自己对症状既往的认识和现在的理解（对于饱尝社交恐惧的人来说，这是一个多么了不起的进步啊）。掌声一阵阵自发地响起，在轻松自然的言语交流中每个人不经意间都会心地微笑起来。自从我们报名参加施教授森田班的那一刻起，我们就已经不再是一个人孤军奋战了，我想这也许就是集团疗法的魅力所在吧。第二次课的重点是社交恐惧的发病机制，也就是森田神经质与精神交互作用。虽然我以前也读过不少这方面的书籍，自以为已经很了解这一块儿了，但听了施教授和曲教授的精彩演绎（课间施教授指导大伙儿观看了一段曲伟杰教授的森田讲课视频，这是我参加各种学习治疗班中独有的一次），这才发现森田疗法博大精深，感觉要学习和领悟的地方还有很多。曲教授谈到的"对症状的关注是症状存在的支柱""忘记白熊实验""君子不器"都给我留下了深刻的印象。在这节课中，除了生动形象地阐述森田神经质导致的精神交互作用外，施教授还在潜移默化中向我们传递了一个很重要的认识：像我们这种执着性、感受性和上进心强烈的人固然可能会掉入完美主义的泥沼，但也是我们的优点与长处，结果如何关键是看我们怎么理解和运用了。

　　11 月 18 日，这是我个人一直很喜欢和怀念的日子。最初的 40 分钟里，大家主动走到台上谈学习森田理论的感受，虽然经历和体会各有不同，但有一点出奇的一致：站在上面发言不像以前那样紧张惶恐了，甚至有些喜欢站在台上在大家关注下侃侃而谈的感觉。多么神奇美妙的感觉啊！第三次课的话题是大家最熟悉而又最容易犯迷糊的"顺其自然，为所当为"。接触过森田疗法的人，我想都会知道这是森田疗法中公认的最具代表性的话。施教授对这句话有他自己的理解。按日语的原话直译过来，"顺其自然"就是"各症状原封不动，保持原样"，而"为所当为"就是"做应做的事"。顺其自然其实是一种境界，是不需要任何努力的，当你专心做事时，不知不觉你就顺其自然了。所以若要精炼的话，只要记得为所当为就可以了。古语云"无为而治"我想也是一个意思吧。那片鹅黄小纸条我已经小心翼翼地收藏起来了，呵呵，当我处于焦虑不安中，鼻尖的小纸条就会浮现在我的脑海里。格瓦拉说得好："贴纸条不是问题，贴纸条后感到丑或难受亦不是问题，而努力去排除贴纸条后的种种不安感受则是问题的关键。"有人抱怨森田疗法没有实际效果，我想就用一位资深的日本森田疗法专家的原话来回答吧："出院后最大的区别是不再关心以前很关注的症状，虽然不能明确地说自己是否已经治好了，但的的确确已经可以开始过正常的（新的）生活了。"

　　11 月 25 日，在最后一次课上，施教授给了我们最关心的问题的答案。首先就是关于"治愈"。这句话我是在我的笔记本上标了五角星的："所谓治愈，并非是指症状的消失，而是纠正把这些看作是异物的认识，体现顺其自然的一种生活态度。"很多朋友刚接触森田疗法的时候都会感到森田说道理说得太棒了，症状在短时间里也似乎不见了，但是过不了多久，原来的症状又出现了或者是原来的还没完全好又出现了新的症状，整个人被沮丧和绝望的情绪完全控制住了，觉得一切又回到了从前，甚至更糟糕，一下子失去了治疗的信心。我想这里面的主要问题还是出在对"治愈"的理解上，具有森田神经质的人骨子里还是渴望最终没有一点点症状。施教授指出，从"共感期"到"被动顺应自然期"，再到"能动顺应自然期"，最后升华到"陶冶期"，只有当一个人从内心深处真正接纳"不安常在"，方可无所驻心。接着施教授又谈到了很现实的问题——人际交往的技巧。从于震寰到骆润法，从卡耐基到拉·封丹，施教授娓娓道来，逐个剖析，原来人与人交往还有那么多学问和技巧啊。最后的时间里施教授又带我们一起领略了音乐的魅力，《世界上唯一的花》《我是一只小小鸟》……不经历风雨怎能见彩虹，幸福与快乐其实就在我们的身边。

形式上的森田疗法第一期治疗班虽然结束了，但精神上的感情纽带已经在彼此的心田连接。难以完全用语言表达出这是一种什么样的感觉，一种微妙的，只可意会的快乐和轻松。谢谢您，施教授！我们大家的兄长和朋友，衷心祝愿您的集团森田疗法治疗班下一期更精彩，也盼望更多仍在孤军奋战的朋友们早日加入我们的大家庭。岁月如歌，就让我们一起携手走过。

◆ 患者体会

最近我了解了一些情绪心理方面的知识，想从其他角度诠释森田理论，有些地方可能说得不对，还请大家指正。

人的情绪是基于心理和生理的整合产物，是人类特有的一套复杂的加工系统。如果把这套加工系统比作榨汁机的话，那么，放进去苹果，我们能喝到苹果汁；放进菠萝，能喝到菠萝汁；放进香蕉，能喝到香蕉汁；放进苦胆，能喝到苦胆汁——我们现在喝的就是苦胆汁。我想说什么呢？我们现在感受到的痛苦、不安、症状不能说明别的，只能说明我们情绪加工系统的正常性、有效性、完整性。难道放进苦胆，喝到苹果汁、菠萝汁、香蕉汁就正常吗？难道我们不能接受正常的情绪加工系统吗？

可我们不想喝苦胆汁，我们想喝苹果汁、菠萝汁、香蕉汁。我们一心想消除负性情绪是正常的，也是合乎情理的。谁想整天地痛苦、难受、焦虑、不安？谁也不想。谁都有对美好生活的向往，这正是我们生的欲望。可我们的方法不对。

人的正性情绪主要有两个：一个是快乐，一个是兴趣。先来看看快乐从哪来：①感觉愉快，如疲劳后的热水浴产生的舒适感，繁忙后休闲的轻松、恬静，欣赏音乐产生的愉悦等。②内驱力愉快，指生理需要得到满足产生的快感，比如饿了吃饭，渴了喝水。③玩笑中的愉快，比如笑话、笑料等产生的愉快。④完成建设性、有意义的活动产生的愉快，如完成任务、实现诺言、体育比赛胜利、科学发明获奖等。⑤良好的人际关系中产生的愉快，快乐可以在人际间互相依赖和信任中得到。这五个来源，前三个是本能和感觉水平上的愉快，后两个是更高层次上的。知道这些后再回过头来看看现在的我们。我们现在是什么？是一台基于错误认知基础上的逻辑推理机器。影响人情绪的因素有环境、认知、行为等，现在只有错误的认知在影响我们了。这个错误的认知是什么？就是总想消除负性情绪，我们一直与不安症状作斗争，可惜没有把它们制服，于是又进一步作斗争，通过精神交互作用，陷入了一个死循环。这就是我们现在的认知，现在的逻辑。我们一点感受力也没有了。当你闭上眼睛，有一个热水杯碰一下你的手，问你感觉到了什么？你回答说："感觉有一个热水杯在碰我。"其实你应该感觉到的是温暖！你把自己的感受都忽略了，直接就进行逻辑推理，成机器人了。劳动创造了人本身，人四肢的进化、脑的进化都是来自劳动。可当我们成为人时，却把劳动抛弃了。这就相当于母亲把我生下来，我最后把母亲一脚踹开，不要母亲了。想想没有感受力的我们从哪来快乐啊？洗澡感到愉快吗？没有，别人说你实在臭得不行了你才去洗。吃饭快乐吗？没有，现在把它当作负担。其实排便也有内驱力的快感，你能感觉到吗？你开玩笑吗？没有，整天逻辑推理去了。有完成建设性活动吗？有人际交往吗？没有，都失去社会功能了，休学的休学，辞职的辞职，说要在家养病，躺在床上养病。哪来建设性活动？哪来人际交往？看看，我们割断了所有快乐的源泉！这就是森田为什么让大家为所当为！当然，正确的认知也能带来正性情绪，可我们不去学习，不去看书，不去和别人交流，哪来正确的认知？这都要去做，去为啊！

再来说说另一个正性情绪——兴趣，看看兴趣在心理活动中的作用。①兴趣与快乐的联系。诱导兴趣的情境往往会带来快乐的感受，而引起快乐的情境也常常使人感兴趣。②兴趣带来的精力集中在转化为愉快时得到释放。快乐是舒缓的，它能解除兴趣带来的精力集中，使我们得到休息，从而使中断的兴趣能间歇地持续进行。③兴趣和愉快的相互作用和相互补充是最佳的情绪背景。兴趣和愉快的交替既可避免过久的兴趣精力集中，又可避免过多的松弛，这也是很多人活得很充实的原因。问问我们现在有兴趣吗？兴趣从哪来啊？不去做，没有感受力，哪来的兴趣？不去行动，你怎么知道你喜欢玩什么，喜欢吃什么，喜欢穿什么，喜欢看什么书，喜欢什么运动，喜欢学什么？

别在那儿苦思冥想了，做一个活生生的人吧，别做机器了，赶快为所当为吧！

三、施旺红教授自己在课上的体会

我请所有的患者在我的讲台上发表了演讲，朋友们用自己朴实无华的语言倾诉着学习森田疗法的体会，将森田疗法的精髓表达得淋漓尽致。我在下面听着，被感动着。第一位发言的是一名 18 岁的曾见人晕倒的学生，他是症状最重，也是恢复最快的一个，我每次都让他先发言。第二位是从山西赶来的患者，是她几次来信让我坚定了从 11 月开始实行集团疗法的决心。还有一位心内科的医生向我们讲述了她的经历，1999 年她找某知名专家看病时，人家说她的病是精神变态，无法治愈，她因此痛苦不堪，而在参加一次此疗法的课程后，却发生了质的变化。她哭了好一阵子。我为她高兴，我知道，那是快乐的眼泪。她说衷心感谢我，我却在想，每个患者都是我的老师呀！由这件事，我知道了任何时候都要给患者希望，哪怕是一句鼓励的话。我认识那位专家，我真希望他以后对患者不要如此武断。去年，我也亲眼看到另外一位全国著名的专家面对一名社交恐怖症患者时竟然对此症一无所知。那是因为中国现在关于对人恐怖的研究几乎处于空白状态，不能怪这些专家，他们实在是无能为力。而我，通过这些年的钻研，终于掌握了社交恐怖症的发病机制和治疗方法，明白其中的道理其实非常简单，患者只要用心体悟，就可获治。因此，希望通过此论坛让更多的人受益。

第十章
施旺红教授的网络森田疗法培训

为满足更多朋友学习森田疗法及心理咨询与自我调节技能的需求，从 2014 年，我（施旺红）开始在网络开设系列森田疗法讲座以及心理咨询理论与实际操作技能培训课。对咨询师，这是一次咨询技能的培训；对有烦恼的学员，这是一次难得的集团治疗；对家长和亲人，这是学习如何帮助亲人走出困境，更是帮助自己走出绝望的机会。

一、网络森田疗法培训介绍

培训课的宗旨：求人不如求己——做自己的心理咨询师。

（一）森田疗法基本理论与运用技能

【课程内容】

· 森田疗法的发明及引进中国的概况

· 森田疗法的关键概念

· 森田理论的精髓及治疗原则

· 森田疗法的适应证及具体操作方法

· 门诊森田疗法的实施要点

· 集团森田疗法的实施要点

· 日记疗法的运用要点

· 森田疗法治疗社交恐怖、强迫症、抑郁等神经症的技术要点

· 森田与精神分析、认知行为疗法的比较

· 森田疗法的治愈标准及效果评估

【授课形式】

· 理论讲授

· 案例分析

· 录像资料

· 现场讨论答疑

· 家庭作业

（二）强迫症的森田疗法

【课程内容】

· 强迫症的症状特征

· 强迫症的发病机制

· 强迫症的咨询与自我调节技巧

· 康复者谈康复体会

· 康复过程中的陷阱

· 痊愈的特征

【授课形式】

· 理论讲授

· 案例分析

· 录像资料

· 现场讨论答疑

· 家庭作业

（三）社交恐怖症的森田疗法

【课程内容】

· 社交恐怖症的症状特征

· 社交恐怖症的发病机制

· 社交恐怖症的咨询与自我调节技巧

· 康复者谈体会

· 康复过程中的规律及注意事项

【授课形式】

· 理论讲授

· 案例分析

· 录像资料

· 现场讨论答疑

· 家庭作业

（四）心理咨询与自我调节高级技能培训班

【课程内容】

· 心理诊断的关键技巧

· 咨询关系的建立技巧

· 心理咨询的关键思路

· 常见疗法和森田疗法的精髓

　　　　精神分析的精髓

　　　　认知理论的精髓

　　　　行为疗法的精髓

　　　　森田疗法的精髓

· 惊恐发作的案例分析

· 抑郁症的森田疗法

· 顽固性失眠的案例分析

· 疑病症和躯体化障碍的案例分析

· 厌食症的案例分析

【授课形式】

· 理论讲授

· 案例分析

· 录像资料

· 现场讨论答疑

· 家庭作业

二、社交恐怖症的网络森田疗法培训班感悟

许多社交恐怖症患者系统学习了我的网络森田课程后症状明显缓解，一些人写下了非常宝贵的学习感悟，下面分析部分学员的学习感悟。

（一）学员红日的学习感悟

【我的第一次家庭作业（2016-3-16）】

1. 主要症状

我的问题是社交恐怖和抑郁同时存在，更多时候是社交恐怖直接造成了抑郁，我整天闷闷不乐，特别不爱说话，即便说，话也很少。我主要是在人多的时候出现症状，聚会、婚宴、小型和大型会议，人越多我的症状越严重。以前我连集市都不敢去，甚至去商店或营业厅也不敢。我害怕别人听课（我是老师）。我不敢在餐桌上发言，有时餐桌上只有四五个人时也这样，如果必须发言，也是紧张地说几句就停止。在小型会议上也是，要按着事先准备好的发言稿读，有时声音颤抖，必要时还要停下，以缓解紧张。我的症状主要表现为面部不自然，四处张望，心里紧张，思维停滞，同时极力控制自己的紧张，害怕别人看出自己的窘况；在不得不去的宴请等场合，去前我就开始紧张，就餐时心神不定，害怕被要求发言，当被点到要发言时，我的表情就特别地不自然，这样要持续几分钟，等到紧张地发言后，我有一种如释重负的感觉，这时才有心思吃饭。总之，一次赴宴就是一次煎熬。躯体症状主要有失眠、便秘、容易疲劳、脱发、健忘等，且这些症状一直存在，用过许多药物均不见效。

2. 自我分析

（1）家庭环境：我自幼家境贫困，家中人口稍多。我有一个较为快乐的童年，那时我经常和伙伴们一起玩，学业也不像现在这样重，割草是我记忆最深刻的事。父母在村里当干部，对我的关爱较少，我特别害怕父亲，而且父母时常吵架，也许这些因素都对我产生了影响。

（2）青少年时期的学习成绩突出：我的学习成绩在小学、初中、高中、大学一直都很好。从小我就立志当一名科学家，到了高中我已经是级部第一名了，在大学我的英语成绩突出，英语语音课得过第一名。其余各门功课也都不错，不偏科。记不清是什么时候，也不知道是什么诱因使我患了社交恐怖，大概是青春期开始的吧。

（3）性格分析：森田质人的性格特点，我几乎都有。自卑、胆小、羞怯、敏感、高度内向、苛求完美、过分自尊、缺乏自信、不爱说话、特别注意自己的穿戴和言行、好冲动、易感情用事、特别在意别人的评价和自身的得失。

综上所述，由于自己所处的环境和个人的性格特点，在青春期身心出现变化的情况下，不知不觉自己变成了一个有抑郁倾向和社交恐怖潜质的人。当时我只想着要认真读书，忽视了与他人的交往和交流，渐渐把自己孤立起来。又由于过分用脑，患上了神经衰弱等神经官能症。再加上年轻时工作不顺，待遇不高，又表现出了抑郁的症状。而在1993年高考过后，我便开始失眠，一直到现在，中间虽然用中药治疗情况稍好一点，但是睡眠状况没有得到很好的改善。最终在1995年我被确诊为抑郁症，从1995年开始服用治抑郁的药，一直到现在，病情没有好转，反而有加重的感觉。现在，抑郁症状我还能忍受，但是恐怖的症状难以忍受。往往是因为恐怖，直接导致抑郁加重。

3. 听课后的感受

我是在2016年3月8日和施教授通过QQ联系上的，正式听课是3月15日。虽然我之前已经看过四五本治疗抑郁和社交恐怖方面的书籍，也知道"顺其自然，为所当为"的治疗方式，但是一直没能领会其内涵和本质，所以病情依旧如故。听了施教授两次讲座的录音和3月15日的讲课后，我对"顺其自然，为所当为"有了新的认识，特别是听了那个老书法家通过阅读施教授的书而治愈的案例后，我似乎知道了"顺其自然，为所当为"的内涵和本质，就是要下决心和症状相处，不排斥症状，不怕"丢人"，只有这样才能打破精神交互作用，从而解放"自己"。不知道我说的对不对，也不知道我这样分析是否算是理解了施教授讲课的真谛。

4. 我的建议

俗话说"说起来容易，做起来难"，我们知道了什么是"顺其自然，为所当为"，但是最重要的是如何做起来。怎么去做，这就是实践的问题了。在实践中"顺其自然，为所当为"都有哪些注意事项，有哪些技巧，需要实践多久等，请施教授给予指导！

【我的第二次家庭作业（2016-3-20）】

3月17日我听了施教授的第二次讲课，课程的主要内容是学员交流互动，谈谈上次听课的体会，最后是观看施教授的一次讲课的视频。本次课给我印象最深的当属施教授在讲课前先在自己的鼻子上贴了一张纸条，在整个讲课过程中都是这样。而本次讲课的内容就是"顺其自然，为所当为"，就是当一个人出现社交恐怖症状时，不要管它，更不能排斥，而是和它和平相处，直至忘掉它，做自己该做的事，只有这样才能减轻症状甚至让症状消失。这是森田疗法的精髓，就像施教授讲课那样，他只管讲课，不管鼻子上贴的纸条，最后忘了自己鼻子上还贴着纸条。施教授想通过这种方式告诉学员怎么做才是"顺其自然，为所当为"。我以前看过施教授的几本书，也知道"顺其自然，为所当为"，但是没有理解其精髓和实质，当然也无法做到"顺其自然，为所当为"。听了这次课，我对"顺其自然，为所当为"有了新的认识，感觉自己真的知道什么是"顺其自然，为所当为"了。再结合看施教授的书，我还知道要"像健康人一样去行动，你就会变成健康人"，我要把这些理念贯穿在我的生活中。

3月19日中午我去一家旅行社买了一张锦绣江山旅游卡，打算抽空出去游玩，而不是待在家里。我当时非常高兴，回家后自己贴照片，但是盖章没有贴好，结果弄得自己很不高兴，要知道生活中的一点小事就可能引起我的不快。好在第二天顺利解决了这个问题。于是，我带着"像健康人一样去行动，你就会变成健康人"的理念，先是去了一家旅行社，买了几张邮票，又去文化市场转了转，买了一个空的集邮册，去常去的集市买了一些杂粮，之后回家，整个上午我都感觉不错。下午2点左右，我计划用新办的旅游卡去龟山游玩，随便弄点松树土养花用。一路上我情绪很好，爬山约1小时后情绪有点烦躁，大概是因为疲劳的缘故，这样大概过了40分钟，快下山时情绪渐渐好转，之后顺利回家。这就是我一天对"顺其自然，为所当为"的体验。不管怎样，我去做了，去实践了，万里长征迈出了第一步！

【我的第三次家庭作业（2016-3-23）】

昨天听了施教授的课，还有几个学员的演讲，我对森田疗法有了更深的认知。施教授对每一个学员都充满了鼓励和关怀，他经常使用三个表示赞美的大拇指，这使社交恐怖症学员们感到温馨！

施教授说"社恐"学员的各种症状都不是病，是"社恐"学员的性格使这种状况不断强化而形成的一种交互作用，禁锢了自己的思想和头脑，而森田疗法就是要采用"顺其自然"的方式打破这种交互作用，冲破这种禁锢，使"社恐"学员恢复正常状态，解除痛苦。听了施教授的话，我豁然开朗，我没有病，我也不用想如何去对付那种"恐怖的场面"，一时间好像卸下了沉重的负担，这使我对打破这种交互作用充满了信心。

昨天在视频里看到几位学员的演讲，我觉得都很精彩，他们根本不像有过"社恐"经历的人，他们通过森田疗法取得了这么好的疗效，难以想象！而他们中有的人的症状比我严重得多，他们能通过森田疗法获得这么好的疗效，我相信我也一定能！因此，接下来的任务，就是要按照"顺其自然，为所当为"和"像健康人一样去生活，你就会成为一个健康人"的理念去实践。要彻底改变以前的思想观念、生活方式，甚至不好的性格特点，"重新做人"。施教授说的好："人性难移，不是不能移。"我们森田质性格的人既然有我们的优点，那就让我们做一些不能做的事吧！

【我的第四次家庭作业（2016-3-27）】

3月24日是我第四次听课，本次课主要是学员们的交流和演讲。在演讲开始不久，施教授就请我来演讲，并把我前三次的演讲稿发了出来。我当时很珍惜这次机会，调整了一下麦克风，试了几次，网络里没有声音，我知道我还不会使用网络麦克风，只能告诉施教授我无法使用计算机，之后由麦田代我演讲。我听过麦田的几次演讲，他的声音很甜，听起来很舒服，他一口气读完了我的稿子，我也好像完成了一次演讲一样。在此我表示感谢，感谢施教授给我这次发言的机会，也感谢麦田的无私奉献！

虽然我在很多年前就知道森田疗法，也读过几本这方面的书，但是这对我没有一点用，我还是那个样子，病情不但没有好转还有加重的感觉。实际上，在听讲座之前的一段时间，我的症状是有史以来最重的，那是我感到最束手无策的时候，我再次拿起了施教授的书，并且按照上面的提示，在网上试图和施教授联系，刚开始没有成功。几天后，我再次尝试，竟真的和施教授联系上了。接着听课，听施教授的讲解，听学员们的演讲，观看视频，几次课后我就感觉有了方向。施教授反复讲，我们要弄清楚：我们的症状是什么？为什么我们会这样？我们该怎么办？给我们布置的作业也是围绕这三个问题展开的。我认真听课，做作业，每听一次课，都有收获；每听一次课，对森田疗法都有新的认识和感悟，我渐渐地弄明白了施教授提出的三个问题，知道了自己的症状，也知道了导致这种症状的原因，更重要的是在不知不觉中知道自己该如何去做了！就像我在第三次作业中说的那样，我们要彻底改变自己，改变我们的思想和观念，改变我们的行为方式和思维方式。因为通过讲课，施教授已经给我们指明了前进的方向，今后的路要我们自己来走，我们会成功的。短短的几天，我们弄懂了以前几十年没有弄懂的问题，我们学到了书上学不到的东西。更重要的是，我的症状已经有了好转，心情好多了，也很少再提前操心了，在此感谢施教授，感谢学员们的关心和鼓励。我坚信我们会好起来的！！！

【我的第五次家庭作业（2016-4-3）】

3月31日我听完了施教授的最后一次课，施教授总结了本次讲座的内容，又举了三个案例：小孩吃橙子；一个西安的面点师傅用大刀切面；一个华阴老人。在第一个案例中，小孩子们在吃橙子，他们都被橙子酸得很痛苦，但是他们在笑，表明他们痛苦并快乐着。第二个案例是一个师傅在用一个很大的刀快速地切面，他的另一只手就在刀下，他还不时地四处张望，动作自然娴熟。教授问他怕不怕，他说怕，但是习惯了就不怕了。第三个案例是一个脖子上长着巨瘤的华阴老人，他今年79岁了，面带笑容，乐观开朗。他说早年没有时间去治，现在也不想治了，因为巨瘤对他影响不大，他感到无所谓，这么多年他一直正常地生活。这三个案例向我们表明，我们社交恐怖症"患者"就是要对我们的症状"视而不见"，有症状就有吧，我该做什么还得做什么，直至把"它"忘掉，这才是真正的"顺其自然，为所当为"，也是"欲治不治、不治而治"的境界！

现在想来，短短的一个讲座，使我领悟了许多东西，每一次听完课我都会有新的收获，新的认识上的提高，真的想一直听下去。而我也渐渐地体验到了森田疗法，虽然症状有波动有起伏，但是我们有了明确的方向，我们有了战胜"疾病"的信心！在此，再一次感谢施教授，感谢他的无私奉献，感谢他的不断鼓励。施教授说得好，虽然讲座结束了，但是我们的友谊常在，我们是终生的朋友！我们在以后的生活中会不断地向施教授报告情况，遇到问题还会请教施教授的，因为施教授是我们永远的老师！

（二）学员晴空万里的学习感悟

【第一次学习感悟】

1.发病原因

高中的时候，快高考了，要体检，体检完后有一天，我同桌神秘地跟我说，她知道我们班有六个人是乙肝携带者，其中有一个女生的名字她知道，还有一个女的不知道，还问我知道不知道。我当时就想该不该说真话呢？我当时想她既然已经知道那个女生了，肯定也知道我了，可她还故意问我，是想确认吧。当时我就说其中一个是我，结果她像是遇到传染病人一样开始躲我，好像怕我传染给她。当时我对这个也不了解，只知道乙肝是会传染的，见她那样躲我，我既生气又无奈。后来有一次上生物课，老师正在上课，同桌还是一副怕我传染给她的样子，我就生气了，憋着气低着头想，她凭啥那么对我，我有携带是我的错吗？然后越想越气，忍不住用手大力地捶了一下课桌，我当时也不知道自己竟然敢那么做，我被吓了一跳，生物老师也被我吓了一跳，看了我一下继续讲课，也有好几个同学被我吓了一跳。我同桌用厌恶的表情问我："你干啥啊？"我说："没干啥！继续听课。"从此见她躲我的样子我就觉得怕了她。但那个时候不明显，毕业后我照样和同学玩啊什么的，还没表现出社交恐怖。直到我去到太原读书，第一天就出现了社交恐怖，从此一发不可收拾！直到现在。

我觉得导致我社交恐怖的原因有很多，前面讲的只是诱导因素。除了这个，我本身的性格也有关系吧，从小我就是内向懦弱的性格，不善于表达感情。身体不健康，对很多东西不了解，从而造成了内心对人的恐惧。缺乏安全感，从小爸爸去世了，妈妈一个人拉扯几个兄妹长大。家里穷，经常受到别人的冷眼和欺负也不敢吭声。一直觉得自己比别人差，超级自卑，认为自己没有多大出息。总觉得自己不会是幸运的人，一直都是倒霉蛋。种种因素造就了自己的现在吧。

2.对本课程的感悟和意见

其实我也不太记得课程讲了什么，我就凭仅有的记忆和自己的想法说一下。自从我接触了森田疗法，了解了一些皮毛之后，我就觉得这是个方向，引领我走出社交恐怖的方向。起码我有方向了，不像过去的十年我一直没有方向，我不知道怎么办？我只觉得天塌下来了但是我没有办法支撑。

找到了方向，我也知道不等于就好了，关键是要自己去实践，这个是真的，听了别人的康复感言觉得别人都好容易康复，但我明白说起来容易，康复者背后的痛苦别人都无法理解。我明白这个道理，因为我是老师，我深深知道一个学生学得好不好，关键在于他的努力和坚持，笑到最后的才是成功者。所以想要好起来，就得行动起来。当然我也在群里看了有些人的观点，必要时不要硬撑，硬撑就逆自然了。这个我赞同。所以什么方法都不是一概而论的，得变通。森田理论也是要变通才能灵活运用。通过听施教授的课，我慢慢有了面对的勇气。之前我什么都怕，怕别人知道我有社交恐怖，结果更加不好。有了施教授的鼓励，上周四我敢让我老公知道我在听讲座这事，我觉得这就是进步，小小的进步。有时候我要去做一件事而不敢做的时候我就想起森田，想起施教授说的话，就坚定了去做的信念。我知道我离康复太遥远，但我觉得不用带着我需要康复的想法去学习森田，去听讲座。我去学习去听就可以了。有时候因为时间或其他原因没能听讲座，希望可以得到教授的录音。这个是我对课程的一点要求。

【第二次学习感悟】

1.结合本次课的内容，分析自己发病的主要诱发因素和机制或者外因和内因有哪些？

诱因：某件突发事件或打击，比如我是因为害怕同学躲避我乙肝携带。

森田神经质性格特点决定：内向，喜欢追求完美，自己内心强烈或善于自我反省，做事努力，一丝不苟，非常有耐力，认真，责任感强。但努力方向偏了，失去了平衡，就容易患神经症。对自己的缺点过分夸大，很容易产生自卑感。

精神交互作用：我的感受是我的感受，别人的感受是别人的感受，以为自己的感受就是别人的感受，这是妄想，教授说我就是妄想。

2.对本次课内容的感悟和建议

非常遗憾我自己对电脑操作不熟悉，导致上次课那么好的机会我没有把握住，也感谢替我读的麦田和想替我读的东北小伙，还有听我故事的大家，以及给我机会的施教授。感谢大家！虽然每次老师布置的作业题目相同，但每次听课都会有不一样的感悟和想法。我想把我心里所想的说出来，让大家帮我解惑。上次说过的就不再重复。看了我上次所写的可能施教授对我的情况有所误解，其实我的情况并不是我老公那么久都看不出来我有社交恐怖，他从一开始就发觉到我的不对劲，只是在他的心里因为没有社交恐怖的概念，所以也就没有社交恐怖这一说法，但是他和其他人一样，和我相处后就能感受得到不正常。他觉得我是特别胆小怕事。我有一点非常疑虑，因为和很多人聊过关于社交恐怖的症状，而且身边也有不少类似社交恐怖的人，我发现多数人的症状和我不同，别人都是自己痛苦，为何我是非常影响别人的那种？老师说我这是妄想恐怖，别人并不是那么想的，但我是切身经历过别人对我的态度的。并不像你说的妄想。所谓妄想就是别人没有那么想，那么做，而我想成了别人都那么想，那么做。但现实是认识我的人都知道我的情况。很多社交恐怖的网友也不解地问我，为什么你会影响到别人呢？我说我也不懂。就连同是社交恐怖的人也无法理解我的处境，请老师为我解惑。可能是我太执拗了吗？

3. 如何走出社交恐怖症

上次我说的是行动，看了书法家的视频，以及听的课，还有群里某些人的话，我感觉，想走出社交恐怖，真的是思想得转变，思想一转变，想法不同了，自然心理就不同了，行为也就不同了。其实森田时刻都在告诉我们，思想要是摆正了，人就没事了。为什么难在行动呢？思想指导行动啊！所以思想不容忽视。我也不知道自己这么想对不对。

【第三次学习感悟】

观看了施教授的社交恐怖症讲课录像，我想结合自己的经历谈点感悟。把痛苦看成自己的财富。眼睛就是用来看东西的，哪有什么对劲不对劲的？这是我摘录了老师的一些经典话语，当作激励词。顺其自然，为所当为。后者是关键。也就是说不理症状，去干应该干的事。森田疗法治疗的目标就是让患者改变自己对症状的态度。比如，脸红就脸红吧，该干啥就干啥。失眠就失眠吧，在床上躺着，晚上不能出去。没有胃口就没有胃口吧，该吃饭的时候就吃饭。当我出现症状的时候，我就在心里告诉自己：症状来就来吧，尴尬就尴尬吧，我要做完做好我正在做的事。施老师讲了个故事：4乘以7等于27还是28，答27的人答得对。我突然想起我老公也是这么跟我说的，因为我跟婆婆之间的一些矛盾吧，他每次都会这样跟我说，你还想着跟一个农村来的、一个字都不认识的老人讲理吗？之前我还固执地认为，为什么不能跟她讲理？现在听了施老师讲的这个小故事，我突然开窍了。小马过河各有各的说法，不要去理会。公说公有理，婆说婆有理。在很多情况下都会出现这样的情况，所以我们理会得了那么多吗？和珅见到皇上头都不敢抬，见了领导会紧张，这都是正常的心理现象。没有腿，用手修车，这个主人公就是在实践森田疗法，只是他不懂什么是森田疗法。这让我认识到其实我之前也一直在实践森田疗法，只是那时我也不懂这就是森田疗法。我记得当时是2010年的中考，学生们刚刚考完我教的那一门学科——化学，第二天他们考完英语我的第一届教学就结束了。突然那天晚上我看电脑屏幕的字变形了，而且模糊了，后来我跑了小医院、大医院，做了激光手术，结果现在变成了一个半盲的人，看小字很难看清楚，看人也要离得很近时才看得到是谁，加上我本来就是高度近视，现在戴着眼镜也无法看清楚，最可恶的是自己还是个老师，天天得看字，还得用到电脑。我曾一度为自己感到悲哀，但想想也是无奈，无奈之余，也在慢慢地适应自己半盲的现状。坚持上课，有时候要用到多媒体上课，自己又看不到，因此课件不熟悉是用不了多媒体上课的，那怎么办呢？我只有多下功夫，备课备得熟悉一点，这样我就可以几乎不用看屏幕也能知道到哪个内容了，当然有时候记不得或者因为有些忌讳自己的眼疾而紧张忘记的时候，只好跑到屏幕前面去看。我要多花很多时间在备课上，虽然累了点，但起码证明了我半盲也是可以和其他老师一样用多媒体给学生上课的，这样我就不会因为用不了多媒体而被淘汰。这就是森田疗法的应用吧，有眼疾，多下功夫尽量让自己看得见。听了课，想到这点，我明白了，森田理论真的是一门人生的哲学。刚开始放影片《顺其自然》，教授就先在自己鼻子上贴了个纸条，也给第一排的几个学生贴上纸条，才开始讲课。刚开始时，我就在想，假如我在上课的时候，也贴上纸条，可能学生当场会笑哈哈，然后背后骂我神经吧。就想了这么一会儿，教授开始上课了，我也开始听课，一边盯着教授鼻子上的纸条一边听课。我突然笑了，是发自内心的笑，我笑不是因为觉得教授鼻子上贴了纸条可笑或者奇怪，反而是觉得可爱，然后可以吸引我听课的注意力，我反而觉得教授贴上纸条比不贴上纸条上这节课更让我印象深刻，虽然我整节课都是看着教授鼻子上的纸条听的，可我是真的在认真地听，并没有因为纸条的事影响了我听课的注意力。好开心，听了一节不一样的课。录像放完，我在群聊天里分享了我的想法，然后看到清风徐来给我的回复：在需要贴的时候贴上，为所当为。我恍然大悟，是啊，有必要的时候我也可以采取类似的措施去跟我的学生讲课，这也是对我的一种考验吧。痛苦就痛苦吧，快乐就快乐吧，达到这种境界还会得病吗？

（三）学员大海的学习感悟

1.发病原因

第一次发病是2001年左右，我已经参加工作了。我的身体素质不太好，因此很渴望把身体锻炼好。可是下班后回到集体宿舍，我无法鼓起勇气去跑步，总觉得不好意思，别人可能会嘲笑我。大约一两个月了，我都无法鼓起勇气出门运动，我感觉自己有问题了，于是给大学同学写信诉说苦恼，他建议我去医院看心理科。我听从了他的建议，挂了一个主治医生的号。医生很快给我诊断思维强迫症，开了两种口服药：哈伯因（石杉碱甲）和奋乃静，这两个药我吃了一年，花了六千多，这是我半年的工资收入。吃了药我觉得心里舒服了，可以跑步了，一跑就是六年多，只要天气允许，我几乎每天都跑两公里，下小雨都跑，2007年因跑步导致筋膜炎而被迫停止跑步。2007年农历八月十四日，中秋节的前一天晚上我的强迫症第二次发作。原因是弟弟给我打电话说老头不给家里买月饼，在外面老头自己一个人买月饼吃，很便宜的那种。我一下子头大了，我对父亲一贯的自私做法非常不满，非常愤慨。这一次我被彻底激怒了，但他又是不讲道理的人，不管什么事，无论你怎么说他都不理睬，甚至还反过来说你啰唆。我非常希望他能明白道理，能跟家人沟通。当时弟弟在家复习考研，父亲想赶弟弟出门，但是不明说，就挑各种事制造麻烦来挤对他，妈妈怎么劝说父亲都没用。时过境迁，弟弟现在的收入之高，是父亲做梦都想不到的。于是当年赶弟弟出门的各种事情父亲都不认账了，因为他口头从来没说过要弟弟出门的话，这就是父亲狡猾的地方，也是让人痛恨的地方。在这之前，因为各种家庭矛盾，我的心里积累了很多负面情绪，月饼事件只是压垮我精神的最后一根稻草。我精神恍惚、恐惧，我当时正在做研究生课题，压力很大。我开始害怕电话，看见电话像看见一条蛇，第二天早饭前我就把号码换了，只告诉学校的老师和同学。后来我有几次遗忘手机遭到了导师的批评。我无法正常学习了，满脑子都是家里的事，反复地想父亲为什么这样，甚至自言自语地念叨。学业无法维继，我主动去心理科，主任诊断我是思维强迫症和同一性混乱。经过 6 次心理咨询，我的病症稍缓解，并且混到了毕业。我的研究生成绩是我系唯一符合转公费博士的，但我放弃了。因为读研之前我跟妈妈说，如果要读博士，那还需要五六年的时间，我父亲不可能不捣乱。我只读硕士，只要能维持三年安定的局面我就成功了，然而安定的局面在我读研第一年下学期就风雨飘摇了。我第一次发病的原因现在搞不清了。第二次发病是因为痛恨父亲，但是又想控制这种"不孝"的情绪，还有对父亲种种行为的不解，这也是我穷思竭虑的原因。

2. 对本课程的感悟和意见

通过森田疗法的学习和施教授的点拨，我对于恨父亲这件事已经放下了，我也发过帖子。现在还会有反复，昨天我又恨他，当时我就想这个情绪会过去的，就像买彩票一样，不会高兴一辈子，恨也不会恨一辈子，后来这个情绪就慢慢淡了。但是，父亲的行为非常让人费解，而且以后的生活还要跟他打交道，他的控制欲很强，这一点今年春节回家我跟妈妈聊天，她也是这种感受。我的穷思竭虑还会有，我的种种思维、感觉归拢来，得出的结论是：我父亲的内心似乎比别人缺少一块，他的思维、感情不会跟别人共鸣。现在我怀疑我的父亲也是强迫症。

3. 如何走出社交恐怖症

我第一次发病也许不太严重，医生也没有给我做什么心理咨询，只是说了一句你去跑步说不定别人还会羡慕你呢！我靠药物的作用走出来了，虽然我现在跑步少了，但是我随时想跑步都可以，不会害怕。所以我认为，药物也不是绝对的坏，可以借助药物减轻一些症状，然后为所当为，也会有更好的效果。我的第二次发病，还是有性格方面的原因，追求完美，不接受不道德的情绪，喜欢思考问题。我读小学的时候，有一次马副校长在操场上讲话，说我们的学生不动脑筋，有一个孩子很聪敏，问老师世界上先有鸡还是先有蛋？我很羞愧，既问不出这样聪明的问题，也想不出这样的答案。这个故事也许启动了我的思考。后来施教授说，这样的问题，如果不是学古生物的，考虑它有什么意义，当时我有一种平反的感觉。"思而不学则殆"，我想与其穷思竭虑，不如进一步学习心理学的知识，也许我父亲的行为有一个答案，如果没有，我也学到了知识。

我想最终还是得接受一切现实，以前我总觉得自己很痛苦，现在我看别人，也有很多不如意的事情，人人生而痛苦，这样我们起码不用抱怨上天不公平。

我第二次发病，心理科主任问了我的病史，我都讲了。他对我的诊断还是思维强迫症，加同一性混乱。他没有给我开药，主要是给我做心理咨询，每一两周一次，我搞不清他是什么流派，但觉得如果是森田疗法的话，当时我会恢复得很好，后来的这些年事业上不会耽误这么多。我还是得谢谢他，因为我当时感觉天都塌了，觉得研究生毕业无望了。

（四）学员麦田的学习感悟

活在当下，快乐一点，人生考虑那么多对错干啥？感觉人活着都挺荒唐的。突然懂了教授讲的一句话，人类就是得了强迫症的猴子。懂了，谢谢教授苦口婆心地点化我们。

精神交互是森田最伟大的发现，搞不懂陷进去，人就变成了梦中人，很荒唐。看清楚跳出来，享受自在人生。

对森田的学习应专注于森田原理的学习，对症状搞清楚搞不清楚都无意义，因为症状是由于长期的精神交互作用导致的变态的东西，所以症状怎么荒唐都不为过，那是虚无的。

大家的文章都写得太精彩了，好感动啊！真的都是大家的心路历程。有感而发，想起一首诗引用到这里，不知合适不合适。但我是褒义的意思，是敬佩大家。

"满纸荒唐言，一把辛酸泪，都云作者痴，谁解其中味？"

（五）学员清风徐来的学习感悟

我在我们这边参加了一个家庭教育成长班，每周五下午上一次课，十二个人固定不变，从提出自己与家人的关系出手，然后老师分析每个人的问题，帮忙解决问题，每个人课上都要发言，谈感悟，对他人作出评价。我之前特别害怕一大群人听我说话，我会紧张地心跳加速、出汗，有时一想到这个场景都害怕，然后说话不敢看别人的眼睛，脸红得厉害，还想像着自己的表情有多难看，但我就是逼着自己在人前说话，怕说不好就提前在本上做准备，还又做了一个心理准备，当真说不好时，就跟老师说声抱歉，说自己没准备好。另外我还睁大眼睛逼着自己看对方的眼睛，现在已经上了十二期了，再结合来施教授的培训班，我感觉我虽然还会紧张、脸红，但已不会有精神交互作用了，每堂课下来，都感觉自己有收获，不敢看人的症状也好了，更可喜的是学员们还一个劲地说我说话思路很清晰，这是我没想到的。

（六）学员东葛李安的学习感悟

你心中有个跳跃着的皮球，扰乱了你原本清净的心境，让你烦躁，让你不安，让你愤怒，于是你去疯狂地拍击它，希望它能够立即静止！

可是，你的每一次拍击，都给它注入了新的力量，使它跳跃得更加得意，使它弹地更高，跳跃的时间更持久！

你对它的拍击其实是在助纣为虐！！因为你为它提供了生长的能量！让它不断变得强大！

你唯一能做的就是回到现实中，做一个耐心的观众，静静地看着这个小皮球，等待着它自己静止下来，无论它还要跳跃多久，跳跃得多么欢快，无论它如何搅乱你内心的平静，你都要当作没发生过一样，像一个慈母宽容自己顽皮的孩子一样去宽容这个跳跃的小皮球。

有一天它玩够了，也闹够了，它就会自觉无趣地停下来了，正如一个再怎么淘气的小孩，如果没有人理会他，没有人关注他的表演，他也会觉得自己的哭闹很没意思，就慢慢地变得安静了。

（七）学员憧憬的学习感悟

【第一次学习感悟】

我的症状太可笑了

我从小性格胆小、内向、自卑、害羞、敏感、执着、要求完美、过分自省，过分在乎别人对自我的评价，总是去猜测别人对自己的想法，在我的思想里我认为紧张、害羞是很丢脸的表现。

记得小学课堂有次被老师提问回答问题，我突然声音变声发颤，被坐前排的同学取笑，从此我总是感觉自己的声音很奇怪，说话没底气，害怕当众发言，看到别人声音洪亮大胆发言，感觉自己很没用，十分自卑！还有初中一年级，晚上上自习课时，寂静的教室里坐着 40 多个学生，整个教室安静得感觉连呼吸都能听见，不知怎么我有一种神经质的总是想吞口水的感觉，同时又害怕安静的教室里周围同学会听到我吞口水的声音，我越害怕越想吞，越想吞就越压抑自己，注意力没法放在学习上，形成精神交互，当时真是痛苦万分！另外还有特别严重的外因，我甚至怀疑自己神经出了问题，得了严重的神经病，十几年了一直认为自己不是一个正常的人。当时是在初二的一次课堂上，由于我比较矮小，被安排坐在第一排，那天不知什么原因我的头部突然神经质地猛甩了一下，我顿时被吓到了，不知怎么回事，而且想到身后有这么多同学的目光在向着我这边看过来，肯定被他们看到我这一奇怪的动作，因此心里很恐惧。从此我的全部注意力一直在颈部、头部，总是认为别人都在关注着自己的头部。于是压抑得想去对抗它，紧张得头部抖个不停，又形成新的精神交互，那种痛苦是无法去形容的。由于各种思想认知上的错误，十几年来我一直在压抑掩饰自己的症状，于是不停形成恶性循环，出现各种各样的症状，严重到身旁有人在我心中就会有无形的压迫感，外出总是感觉有人在关注自己，总是害怕别人的目光，经常内心很恐惧！

因为网络不好和其他原因，很多课程没听到，自从学习森田疗法，我明白了什么是精神交互作用，明白自己思想认知上的错误，学会了接受症状，不对抗，不消除，不掩饰，做最真诚的自己，紧张就紧张，恐惧就恐惧，症状来就来，死不了人！减少内心的冲突，带着症状去做该做的事，自然就会顺其自然了，坚持用新的健康反射代替旧的恶性反射！

提高心理素质，带着症状去生活、行动、实践！凡事不要太计较，保持一颗宽容的心！

【第二次学习感悟】

由于最近有点忙，想在群里发些学习森田疗法的感悟但一直都没整理好，加上文笔不好，希望大家见谅。我天生是一个典型的神经质性格的人，十几年前由于症状的出现加上性格特点，我深深陷入神经症社交恐怖、内心极度恐惧的泥潭中痛不欲生。现在我经常在内心叹息，我为什么没能早点接触森田疗法，不然也不至于错失我人生前十几年的快乐和自我。同时感谢上天让我与森田疗法邂逅，我是在网上贴吧看到了施教授的介绍与森田疗法，接着买了几本施教授的书然后加进了群，幸运赶上施教授今年的培训班，虽然遗憾有时因特殊原因错过了部分课程还有上课的互动演讲。课程的理论知识很强，施教授用不同生动形象的案例让我们去理解"顺其自然，为所当为"，课堂充满爱与正能量，大家像一家人一样相互鼓励，让人心里感到很温暖，真的很感谢上天让我学习了施教授的森田疗法，我会一直学习下去，将森田理论运用到现实生活中。现在我自我感觉每天都有点小进步。之前的我很在乎症状，还有错误的认识经常会使我掉到精神交互里面去，不消除症状我不能去做任何事，很多东西不敢尝试，一直在内心对抗、排斥，想消灭它，内心很痛苦。现在的我经常暗示自己接受症状，带着症状去做应做的事，以最真实的自我去与人交往，见人微笑招呼。紧张、恐惧、不自然就随它吧，这些别人根本没在意，是我们想得太多了，很多事情我都敢去尝试了，这就是一个小进步。当然还是经常会出现症状，现在的我再固执，因为这是正常人也会出现的表现，只是我们太关注太执着了，我要坚信"像健康人一样去生活我们就是健康人""用健康条件反射去替代病态条件反射"。我们会变得越来越好！一起加油吧！

（八）学员光辉岁月的学习感悟

【第一次作业】

我的主要症状：与人交往容易紧张、脸红、出汗，给比较重要的人（如单位领导）打电话会口吃，面谈好一些。

我出现症状的原因：性格内向、敏感、自卑。我从初中开始就特别在意自己的外表，而且对自己的外表不满意。我受家庭影响很大，父亲做人、做事与一般人不同，他社交特别差，被周围的人看不起。父母经常吵架，闹过离婚，是母亲为了我，委曲求全。

我大概有15年，工作时间差不多每天吃1~2片劳拉西泮，缓解焦虑，应付工作。不上班时吃得少，严重时在家休息也要服用。

10多年前我接触了森田疗法，开始有效，后来领悟不够，没有坚持实践。

最近，跟随施教授学习森田疗法，我的症状已有明显改善。

我目前有2个问题：①我以前长期服用劳拉西泮，对身体的伤害有多大？我自己没有明显感觉。②与单位领导交往我会明显紧张。比如，有工作需要向领导汇报时，几乎都是同事打电话。我担心讲话口吃，很少给领导打电话。请施教授指点。

对课程的建议：希望施教授能根据每个人的情况给予指导。非常感谢施教授，谢谢大家。

【第二次作业】

前面几位朋友都交了不错的课后作业，发言也很精彩，还要感谢麦田，帮不方便发言的朋友朗读。

我也是一个社交恐惧体验者，而且已有 20 年之久。我从小胆小、不自信、敏感。我小学学习成绩一直不错，曾以全镇第一名的成绩考入镇中学。只是六年级时，社交恐惧就已经表现出来了。

我记得初中一年级的一天中午，自己一个人骑车去学校，途中我忽然发现自己的腿有点不好看，就下车检查，结果越看越不对劲，心情特别沮丧。到了学校，学习也学不进去，总感觉自己体型不够好，低人一等。我初中一年级任班长，其实我知道，我当时只是学习成绩不错，社交能力很差。那时副班长是个漂亮的女生，我其实是有些喜欢她，但因为觉得自己体型不够好，很少和她说话。这样，我学习成绩迅速下降，班主任把我的班长之职也撤了。那段时间我特别孤独，后来功课也有些跟不上了，下了课，活动也少。当时就是觉得自己体型不够好，不愿和别人交往。后来父母闹离婚，我也无心上学，初中二年级下学期就退学了。那时，我主要是想，我体型不够好这个问题不解决，其他的事我都没心情做。索性我就不上学，去干活，增加运动，觉得这样可能体型就会慢慢好起来。为此，我放弃了本来美好的前程。

后来参加工作，工作之余我一直锻炼身体，一直期盼着出现奇迹，达到自己理想的体型。但是，并没有什么奇迹，一年一年过去了，我还是变化不大。现在回过头看以前，其实，就是当时青春期过分注意自己的外表，特别想给别人留下好印象。

这些年，我的焦虑、抑郁经常是如影随形，让我苦不堪言。可这些话不能跟别人说，不能跟家人说，说了，他们不但不理解，可能还会取笑我。这些年我做过几次心理咨询，但都收效不大。最近十几年，我断断续续小剂量服用劳拉西泮缓解焦虑，如果不这样，我的工作、社交状态就会特别糟糕。我大概从13年前就接触了森田疗法，这些年也不断在运用森田理论，但始终不得要领，症状没有明显改善。最近几年我还学习了心理学，也取得了咨询师三级证书，但仍然找不到自己的方向。

自从去年12月加入网络森田疗法学院，又参加了施教授开展的系列培训，我的情况已经有了明显改善，这在一般人眼里可能并不算什么。我首先是心态有了转变，自己体型不够好，不好就不好吧，我能工作，能做正常的活动，这样就可以了。我社交差，容易紧张、脸红，这样就这样吧，这就是我目前所能做到的最好的表现了，我还有可能会做得更好，只要对自己不离不弃，不停止努力就好。

还有，我最近已经停止服药了，我相信自己即使不服药，也能比较坦然地面对未来，这在以前是做不到的。我现在能尽量做到不和别人比，和自己比，和自己的过去比。

非常感谢施教授，能遇到施教授我今生无悔，施教授已经为我指明了方向，我没有理由再徘徊不前，再轻言放弃。

谢谢大家！

【第三次作业】

大家好，我谈一点自己学习森田疗法的体会，对已经领悟的朋友，无须多言，大家心领神会。我希望对刚接触森田疗法，准备运用森田疗法的朋友能有一点帮助。

我是一个社交恐惧体验者，伴随焦虑、抑郁，还有轻微强迫。我大概从初中二年级出现明显症状到现在，已有大概23年，我今年38岁。这些年症状反反复复，时轻时重。为此，我初中二年级退学。

后来，我到北京，经亲戚介绍进了一所高中做维修工作。好像是2001年我去了北京回龙观医院，那时是我最早接触森田疗法。我当时很认同森田疗法，以为找到了一根救命稻草。"顺其自然，为所当为"，我精神为之一振，马上投入实践，开始效果很好。可几天之后，一切如旧，我接受不了这个结果，就逐渐放下了森田疗法。

再后来，我为了解决自己的问题，补习功课，考入北京师范大学，学习心理学。但是，没有解决根本问题。到2015年，我上培训班学习，已取得了心理咨询师三级证书，但我还是解决不了自己的问题。

这么多年，从接触森田疗法到现在，其实我一直在受着它的影响，我并没有真的丢弃它，比如，后来重返校园。我知道森田疗法是好方法，可自己就是做不到，不知道怎么去运用。让一个恐惧社交的人，带着恐惧去和人交往，难度是可想而知的。我也是状况百出，用无地自容形容并不为过。你越不接受自己的症状，你就越觉得症状严重；越关注症状，自己就越敏感、痛苦（精神交互作用）。

2009 年上学期间，我还找心理学院一位留美博士咨询过，在此我不透露她的姓名。我是在校生，打完折每小时收费 70 元，校外的人收费 100 元。这次咨询没什么效果，她听完我的叙述，只是说你正常，你没事。这次经历使我对心理咨询很失望，我知道，这不是生死攸关的事，可就是过不去这个坎。心理咨询就是这样？

那年还有一次，北京某三甲医院心理门诊的一位主任医师到我们学校做讲座，我觉得她讲得还不错。后来，我满怀希望到医院找到她。她先给我做了心理测试，结论是焦虑、抑郁，开了 1 个月的药，好像是六七百元。我问她需要服药多长时间，她说要两年。我说您能不能给我做心理咨询，她说的话我至今记忆犹新，"你做不起"。当时我觉得自己真可怜，是啊，当时我半工半读，每月还要给家里寄钱，确实没多少钱。此后，我再没有找过她。

还要说一下，2005—2015 年差不多 10 年间，我断断续续吃过一些抗焦虑药。这种药特点是见效快，确实能缓解紧张、焦虑。但有成瘾性，我不敢长期大量服用。服药只是缓解当时的焦虑状态，几个小时药效发挥完了，还是恢复老样子。

直到 2015 年 12 月，我想，森田疗法这样一个好方法，难道在中国就不能很好地开展吗？无意中我在百度搜索"森田疗法在中国"，看到了施旺红教授的介绍和他的书。我马上买了 4 本，并加入了网络森田疗法学院。经过 3 个月的看书、听课，在最近的某天晚上，我走在路上泪流满面，我明白了，我和我的症状斗了 20 多年，我是一直在做一件自己做不到的事，是在圆一个难圆的梦。我出现症状，不是偶然的，既有先天的因素，又有后天环境的影响，这些都不是我能决定和控制的。我真的累了，我不想再斗了。人生终有限，我应该把有限的精力转移到当下该做的事情上来。

领悟了森田疗法，对于我来说只是万里长征的第一步，今后要走的路还长。前面也许还会有更大的风雨在等着我，我所能做到的就是提高自己的能力，提高自己带着症状去生活的能力。生活中，有些痛苦是必须要经历的，也是无可奈何的，经历了才能成长。

对于领悟了森田疗法的朋友，站在自己的角度，对森田的各种描述都不为过。我的理解是"正视自己，量力而行"。比如，一个举重运动员，他的负重能力是80千克。你给他100千克，他就被压垮了；你给他50千克，他又太轻松了，得不到锻炼。

我想对刚接触森田疗法，并相信森田疗法的朋友说："早领悟，晚领悟，早晚都会领悟，只要你在正确的路上坚持实践。"领悟的时间因人而异，短则一瞬间，长则很多年。森田疗法看似简单，实际上蕴含着智慧。我的理解、领悟能力有限，如有不妥，希望大家指正。

（九）学员蜗牛的学习感悟

【第一次感悟】

从听教授的课开始到有顿悟已经两个月了，很惭愧现在才写感悟。我是典型的神经质性格，先后被诊断为抑郁症、焦虑症和强迫症。现在以我的认识那些其实都是神经质个性引起的不同症状而已。患病十年，我吃过多种药物，断断续续加起来有三年左右吧。对我而言针对抑郁和焦虑的缓解效果不大，强迫就更别提了。面对各种症状实际我是靠自己的调整熬过了之前的岁月。在两个月前也就是听教授的课之前，正是我症状的严重时期。严重失眠、抑郁、难受，每天泛化的强迫症状形影不离，无法出门，感觉出门会晕倒在路上。我的家庭环境如同不少患者一样有很糟糕的一面，在症状严重时期我得考虑今天吃点什么可以吃得下可以吃饱。而大概三个月前，我遵医嘱开始一天吃四片药，这时候又产生了严重便秘。那两三周是我有生以来最痛苦的时期，严重失眠、抑郁、毫无食欲、便秘得肚胀难受、泛化的强迫症状及本来有些问题的颈肩背在这段时期疼痛。对我而言这就是一道有难度且烦琐复杂的数学题。好在我很早就通过学院知道了森田疗法里"忍受症状"这一点，知道再难再苦只要一点点地去想办法应对，就终有解决问题的一天。感谢森田疗法的这个最初步的理论点，让我熬过那段地狱般的时期。而听了施旺红教授的强迫症系列课程后，我知道自己的境遇是要靠行动和自强来逐步改善的，而对于我这算是不同"变态"类型的父母，我知道了如何去应对及不用担心自己会被他们折磨得精神分裂。

目前对于强迫和焦虑，我通过跟着教授和家园的学习与实践，知道了如何去处理，并且取得了很好的效果。我们是谨慎、多虑、多疑的人，我们之所以产生各种想法是因为我们就是会有这些想法的那一类人。而对于生活中的各种烦恼、困惑、问题或是痛苦，放下、淡然及释然是最好的方法，修炼自己的内心，不要走入自己折磨自己的误区。一念放下，万般自在。而对于我们的症状，它们的确就像流水，不知何时会来，往往也不知何时就会退去。就把它们看作走神、开小差，无论多难受或是多有真实感，不要拘泥、固着在这些感受、情绪上，以自己的自然状态去接着做事情。打破了精神交互或者是心理的拮抗，我们就会对于事实为真这一理念越来越清晰。这些症状是我的一部分，而眼前的事实也活生生展现在我们面前，这两方面虽然矛盾，不过一个是我的主观感受，一个是客观事实而已。我们依照事实去行动，主观感受就会逐渐和客观事实一致。而对于我们这类特质的人来说，有一些稀奇古怪的想法或是感觉，实际上也是很正常的事，不用想去彻底消除，能够正常生活就可以了。如此，通过实践自己就会逐渐建立信心，感受到效果。就是有症状就有症状，我继续做我的事情，无论期间有多少次注意力回到症状的情况，我还是自然地回到做事上。这样经过一段时期的实践，我们就会发现自己不再担心自己的症状，对于处理症状有了信心，做着自己该做的事，那些感觉或是情绪自己就消失了。我们也就不会再因为症状而苦恼了。

这些是我受益于森田疗法的感悟，对于强迫和焦虑的处理，我在继续学习、感悟和实践中。对于抑郁和社交及社会功能的恢复虽然我还在摸索之中，但通过运用森田疗法的精髓我也已经受益很多。以后我基本可以处理好这些方面的事了，随后再分享我的感悟。感谢施教授、许院长、王团长，感谢组织，如果没有你们的陪伴及传道授业解惑，我是不可能有现在的认识、心境及状态的。

【第二次感悟】

最近对于打破精神交互及接受症状去为所当为，我从生活中的思考里有了感悟。

我最近有口腔溃疡，虽然有些痛，但我不去关注它，做着自己的事情，没怎么用药就慢慢不疼了。现在嘴里还能感受到溃疡的凹陷，但碰上去已经没有痛感。由此我联想到了对于症状的处理方式。

对于口腔溃疡的疼痛，如果我关注它，就一心想要它不疼，不疼了我才继续做我生活中该做的事。那么首先我会一直感受到疼，随之心情会变差，等到疼的麻木了我才会好受些，但此时的情绪可想而知会有多差。而在和疼痛纠缠的时间里，实际上我没处理任何手头要处理的事，随着麻木的消失，我还会再次感到疼痛。如果继续纠缠，那么随着一次次的循环我会有多么痛苦，荒废掉多少时间。

我突然明白处理症状就该如同处理自己的口腔溃疡一样，症状是很痛苦、难受，但这是自己长时间的精神交互、心理矛盾甚至目前的身体、生活状况综合造成的。关注和纠缠没有任何作用，只会继续精神交互而加重症状及痛苦。带着症状及其引发的负面感受，自然地转移注意力，做自己该做的事情，这样就切断了精神交互，不知不觉难受就消失了。就像有了口腔溃疡，自己避免去碰伤口，疼痛感逐渐减弱，随着自己做事后注意力的转移，就不会感到疼痛是一个道理。

如同人的生理有自愈能力一样，人的心理也有自愈能力。打破了精神交互，正确处理或面对心理矛盾，恢复正常生活和活动锻炼，各种症状及相应的感觉随之就会减弱甚至消失。

至于治愈的标准，还是拿口腔溃疡来作类比。我目前能感觉到溃疡的凹面但无痛感。如果我时不时会有症状的各种感觉但不为之痛苦和难受，可以继续做我手头的事，那么我就可以很正常地生活了。至于以后会不会再有感觉就如同溃疡凹面会不会消失一样，有或者无都不影响生活，还去在意干吗呢？

【第三次感悟】

最近我去电视台参加歌唱比赛，因为自己准备很不充分加上睡眠少和身体疲惫，状态很不好，结果我出现了从未有过的紧张和焦虑不安。到我演唱的时候，第一段我就把曲调唱混了。

当时那种非常紧张和焦虑不安的感觉，其实是多种因素造成的，最主要的还是我在很不利的情况下还想尽量把歌唱好。有了这个思想包袱，再加上选的歌本身就有一定难度，潜意识里的担忧和好胜矛盾作用，我就出现了十分焦虑和紧张的感觉，结果发挥失常。

而这种紧张和焦虑感又伴随了我几个小时，直到我回到家躺在床上休息时，突然心里有个声音告诉自己："比赛结束了，我不需要继续在糟糕的情况下练习琢磨这首歌的演唱，可以在接下来的几天里好好休息，不用带着极度的疲惫而继续努力了。"瞬间，我内心的各种不适感减轻了许多，我也迷迷糊糊地打了个小盹。

由此我联想到，我们患者的精神交互和我比赛时的这种极度紧张和焦虑不安十分相似，这让我们痛苦，影响我们的正常生活。如果我们明白了精神交互而突然又陷进去的时候，那么我们可以告诉自己"比赛结束了，我可以休息了"，这能帮助我们走出同不适感的斗争，各种不适的感觉就会消失。我是严重泛化的强迫，这次体验对于我处理自己的各种不适感以及避免抗争症状有很大的帮助，愿对看到的朋友能有启发。

（十）学员浪迹天涯的学习感悟

我系统学习了施教授的网络森田疗法培训课程，根据施教授布置的家庭作业谈一点自己的学习体会和感悟。

1. 自己的主要症状有哪些？

我患社交恐怖症多年，起因主要是高考失败。因为患病时间久远，已经有三十年，因此我的症状很多。最主要的症状是视线恐怖和表情恐怖，尤其是对长得漂亮的女士，或自认为有社会地位的人。我不敢与他们对视，不知道看哪里，单独见到他们时我特别容易惊恐、极度紧张、呼吸急促、面部表情僵硬、脑子空白、身体极不自然、特别敏感、不知道该说点什么，交流极度困难。我感觉自己是个异类，别人很鄙视自己、瞧不起自己，同时伴随着深深的羞耻和自责、自卑，情绪极度低落，精神极度痛苦，甚至多次想到了死。

事先见一个人或参加某个活动时，我早早就在脑子里反反复复设想见面的各种场景，怎么都控制不住，这就是所谓的臆想吧。我臆想最多的就是会引发自己惊恐的失败场景，这些场景不断浮现在大脑里，导致自己极度紧张、焦虑、恐惧和不安，结果越害怕越容易失败。失败后又伴随着深深的自责和羞耻感。这种臆想有时在看电视、看书时也会不由自主地掺杂进来，我甚至反复臆想把自己虚化成书中的主人公。这种焦虑、恐惧、不安、臆想严重影响了我的工作、学习、生活和恋爱，导致我不能集中精力读书学习和工作，学习工作效率极差，不能像正常人那样生活、恋爱，体验人生的乐趣。这些年，臆想就像魔鬼一样与我如影随形，成了我最大的心魔。时间久了，自己在心里也把自己定格成一个患者，时时提醒自己，难以摆脱。

自患上社交恐怖症后，我特别怕出门，怕碰见熟人，怕参加各种聚会和社交活动，怕他们来自己的家里，尤其是怕遇到漂亮的女士和有地位的人，所以每次出门走在街上我都忐忑不安，一旦遇到自己害怕的人，我马上会惊恐不安，表情极度紧张、不自在。

多年来，我不敢在人多处讲话、发言，怕当众出丑，怕别人议论自己。但我偏偏又是个有想法的人，渴望被别人和社会认可，又特别想发言，想谈谈自己的观点和看法，但发言前，内心都要经过一番激烈的冲突，导致精神极度紧张、焦虑。等到自己发言时，身体往往紧张得发抖，脑子一片空白，语无伦次，十分狼狈。另外，害怕一切以自我为中心的场合，开会时极度敏感，怕领导点到自己，当点到与自己相关的事物时，身体会不由地发抖。不敢请客，不敢在酒桌上敬酒、说话。

我的症状和好多人不一样，主要表现在怕见熟人。特别是对我自认为他知道我有社交恐怖症的熟人，症状尤其容易发作，因为一见到他我就容易有戒备心理，就想摆脱症状，生人我基本上能够正常应对。

这些年，我还有这样一个怪毛病，就是经常不由自主地把注意力集中在左侧膈膜处，有时集中在右侧臀部，导致这些部位的肌肉持续高度紧张，这种紧张又诱发持续的精神关注，相互作用，形成恶性循环。

2. 发病的原因有哪些？

我发病最直接的原因是高考失败。那年我19岁，我平时学习很好，父母和周围的人对我给予了很高的期望，结果我作文跑题，差了三分，没考上大学。父母在极度失望下在众人面前责骂、训斥我，我自己也感觉辜负了父母，丢尽了人，极度失落、沮丧、自责、羞愧，恨不能一死了之。那天我心境低落，表情极其尴尬，极不自然，从此落下了社交恐怖症这个病根，后来在补习时，我又产生了深深的自卑感，进一步加重了这种症状。

高考是我患社交恐怖症的最直接原因，但不是全部原因，我总结了一下还有其他一些因素。首先是家庭因素，我父母没有文化，性格好强，但生活在社会底层的他们对自己没有信心，无力改变生活现状，一遇到困难和不如意的事就埋怨、唉声叹气，他们把自己的人生希望统统寄托在了自己的子女身上，希望我们成龙成凤。

我不知道为什么，我父母特别奉行"人前教子"和"激将法"的教育方式，他们从来不夸奖自己的子女，而是故意在人前抬高别人，比如总是说别人（主要是我的同学）如何如何好，我如何如何差，竭力挖苦、羞辱、嘲讽子女，把子女贬低得一文不值。尤其是我母亲，甚至编一些谎话来刺激我，打击我。我知道，他们的目的是激发我的进取心，不承想这恰恰是害了我，他们的教育方法，结果是不断地给我灌输自卑的理念，彻底毁灭了我的人格、自尊和自信心。其次是我从小性格内向、胆小、敏感、自卑，经常自责，不甘示弱、追求完美，而且这种性格越到青春期变得越严重，直到高考失败彻底爆发。总之，高考失败、家庭影响、性格缺陷是我患上社交恐怖症的几个根本原因。

3. 自己做过哪些努力，是否有效？

为摆脱社交恐怖症这个心魔，自患病以来，我自己做过许多努力和尝试。最初，我不知道自己得的是什么病，也不知道到哪里看，更找不到医生，就想着靠意志力来摆脱，结果越挣扎陷得越深。后来，我在书店里看到一本介绍催眠疗法的书，试着自学了一段时间，虽有点疗效，但不显著。在我患病的第六个年头，我无意中看到一本介绍医院的书，知道北京安定医院专门看精神方面的病，我虽不知道自己患的是什么病，但我知道肯定是心理上的病。

1992年冬天，我来到北京安定医院，很幸运的是我遇到了杨津广老教授。杨教授当时已经有六七十岁了，他很热情地接待我，给我做了一个多小时的心理咨询，他详细分析了我的病因，在一张纸上画了一棵大树，大意是人的性格由家庭、学校、社会几个方面形成。他给我开的方子就是让我多参加社会活动，转移注意力，努力让自己的精神向外，树立信心，万一摆脱不了症状，就让我"顺其自然、为所当为"。这次咨询虽说我的症状没有根除，但对我来讲，已经是一个很大的转折。从此，我按照杨教授的指导，积极参加各种社会活动，此后，还和他通过一次信，我的症状明显减轻了。但可悲的是我当时不知道这种疗法就是森田疗法。对"顺其自然、为所当为"没有更深的了解和领悟。因此，之后的时间虽然我能够工作和学习，但症状还不时地出现，而且时好时坏，让我苦不堪言。

这些年，为战胜心魔，我自己也摸索总结了一些应对方法，有些也有点效果。比如我知道自己的病因是对症状看得太重、太在意，因此，参加活动或见某位女性领导前，我就在心里不断默念，"去他妈的，咋了就咋吧，豁出去了"，或者采取一种玩世不恭的态度。针对自己追求完美，我同样把自己诋毁成臭狗屎，减少完美度。另外，想办法让自己放松身心，来消除紧张、焦虑等。这些方法都有点用，有点效果，但都除不了根。

4. 听课的感悟和建议

对我来讲，治疗社交恐怖症的第一个转折是1992年认识了杨津广教授，第二个转折就是今年结识了施旺红教授和森田疗法。这些年我一直苦于找不到一个合适的心理医生咨询，另外，高昂的咨询费也让我望而却步。今年，无意中，我从网上看到了施旺红教授和森田疗法，又买了施教授的几本书，听了几次课，让我受益匪浅。我明白了二十多年前，杨津广教授给我做的就是森田疗法，只是我过去了解得太浅了，没有领悟到其中的真谛。施教授和森田疗法是我们社交恐怖症患者的福音，《社交恐怖症的森田疗法》一书中详细分析了社交恐怖症的发病机理、表现症状、神经质人的性格特征及治疗方法。跟我们的症状丝丝入扣，而且治疗简单易行，自己看书、听课症状就有明显缓解，正如施教授所说的，求人不如求己，做自己的心理咨询师。看了书后我泪流满面，我在想，要是二十年前看到这本书，听到施教授的讲座，我的人生可能就是另外一种样子。

森田疗法的精髓是"顺其自然、为所当为"，虽然我二十多年前就知道了这几个字，但对这几个字的理解始终只是停留在字面上，没有深入的领悟，因此，症状时好时坏，一直没有走出社交恐怖症的泥潭。通过看书、听讲座，听学员们的感悟，我自己也恍然大悟，"顺其自然、为所当为"，就是接纳自己，接纳症状，带着症状去积极生活，而不是消灭症状，与症状斗争。症状就像日月、云雨一样，是赶不走的，只能接受它，与症状和谐相处。我的悲剧恰恰是过去总想着赶走症状，一天到晚与症状作斗争。到现在，我才明白症状是打不垮的，其实，症状也没有什么可怕的，而是我自己夸大了。症状你接纳了它，它自然就消退，离你远去了，你越斗它，它就越强大。啊，多么神奇的森田疗法啊。我努力了几十年才找到你的真谛。

我重新接触认识森田疗法已经三个月了，通过读森田疗法的书，听施教授的讲座，我重新树立了信心，症状减轻了许多，最主要的是焦虑、恐惧不再像以前那样死死地纠缠我了，虽然症状还不时出现，不时反复，但我知道，这是走向康复的必然过程。我不再追求完美，不再自责，我尽可能地包容自己，包容症状。我常常安慰自己，紧张就紧张，焦虑就焦虑吧，失败了也没有什么了不起的，同时，积极生活，在人多的地方锻炼发言，努力与漂亮女士和有地位的人交往，虽然依旧很困难，但尽量不去逃避。

学习森田疗法，还让我学会了一种人生的态度，就是包容，大度的胸怀。人生在世，不安常在。有些症状，焦虑、烦恼，也许我一生都摆脱不了，现在有，将来也有，我能做到的就是学会接纳、认可，不再排斥它们，不再和它们斗争。

在学习森田疗法的过程中，我发现，森田疗法不仅对治疗社交恐怖症非常有效，而且对其他症状也非常有效。比如，以前如果第二天要起大早，或有重要的事情，头天晚上我就焦虑不安，很难睡好觉，学习森田疗法后，我接纳这种焦虑和不安，顺其自然，反而能睡着了。

总之，森田疗法是一个伟大的疗法，让我们神经质性格的人看到了希望和光明，找到了一个战胜心魔的法宝，感恩森田疗法，感恩施教授。

第十一章
施旺红教授论森田疗法的运用技巧

　　森田疗法自创立以来，以其对神经症治疗所取得的满意的临床疗效而引起学术界广泛的关注和重视。这种根植于东方文化背景和传统思想的心理疗法不仅风行日本，而且也受到欧美学者的关注。雷诺氏（David Reynolds）将森田疗法介绍到美国，并应用于神经症的治疗中。1983年日本森田疗法学会正式成立，第一任会长高良武久教授及第二任会长大原健士郎教授继承并发展了森田疗法，并将森田疗法的适应证扩大到神经质以外的神经症、精神病、人格障碍、酒精药物依赖等治疗领域，目前其已被广泛应用于正常人的生活适应及改善生活质量之中。国际森田疗法学会于1991年成立，已成功举办十一次国际学术会议。1992年，我国召开了首届森田疗法研讨会，至今，已举办了三次国际森田疗法大会和十四次国内森田疗法学术交流会，这是国内其他心理学疗法所不能比的。尽管如此，森田疗法仍存在着许多问题。我认为一个最关键的因素是拘泥于形式。许多人认为住院森田疗法、绝对卧床和作业才是森田疗法，并且将森田疗法与药物和其他疗法对立起来。另一个关键因素是对森田疗法治疗中的关键概念 "顺其自然，为所当为"的误解。许多医生或患者按自己的意思来解释"顺其自然，为所当为"，误解了它的真正含义，致使实践多年也无明显改善。因此，对森田疗法进行改良，出版通俗易懂、易于操作的图书，开展简单易行的森田疗法势在必行。本人通过十年的钻研，在大量的临床实践的基础上，针对如何运用森田疗法，撰写了系列文章。现将我对森田理论的理解介绍如下，供大家参考。

一、森田疗法的精髓

森田疗法已经创立一个多世纪了，世界发生了很大的变化，森田疗法也应顺应潮流。什么是森田疗法，该如何发扬光大森田理论，这是我一直关心的问题。我和国内外专家反复交流探讨，下面集中反映大家的意见。

（一）与中村先生聊森田疗法

2005 年 11 月 26 日下午，中村先生乘 MU272 航班从东京来西安，我去机场接他。半年未见，他没有大的变化，只是穿了很厚的衣服，以为西安很冷。没想到当天天气特别好，天空特别蓝。因为最近中日关系紧张，来中国旅游的日本人很少，而我已经把学术报告通知都发出去了，先前还在担心中村先生会不会来，现在终于放心了！

中村先生实际上是日本森田疗法的领军人物，他是国际森田疗法学会的事务局局长。学会的其他人都是担任名誉的职务，包括现任的理事长，只是开会时参加，而他却长期从事森田疗法的临床实践工作。过去一年，在他指导下，我感觉收获很大。一见面，当然是聊森田疗法。最近，网上在探讨关于什么是森田疗法的问题。有些患者认为我没有得过强迫症，所以不理解病人，不能指导患者；而且有人认为，不卧床就不是森田疗法。我也一直在思索，什么才算森田疗法？在日本，也有许多人在问同样的问题。我和中村先生仔细探讨了这个问题。他认为森田疗法的基本观点是"顺其自然"，包括以下几点：

·对不安或症状的态度的转换。不是努力消灭症状，而是养成和症状和平共处的态度。

·症状的深层是想更好地生存，向上发展。要通过建设性的行动更好地发挥生的欲望。

·治疗目标是打破束缚，打破交互作用，充分发挥自己的优点。

所以，森田疗法不拘泥于形式。只要让患者理解到症状不是病，带着症状坚持行动，这就是森田疗法。

（二）其他几位日本专家谈森田疗法

2005 年 1 月 9 日，由新任国际森田疗法学会理事长北西先生主持召开了新年座谈会，邀请了著名专家藤田先生、阿部先生、近藤先生谈体会。三位先辈都是毕生从事森田疗法的专业人士。我简要做一下总结。

藤田先生：多年实践森田疗法，尤其热心钻研森田神经质特征。他认为灵活运用森田疗法，解释森田神经质的特点及生的欲望和死的恐怖的矛盾能使许多患者开悟。另外，保持良好的医患关系也是治疗的关键因素。

阿部先生：二战时期，阿部先生为逃避当兵，去精神科当医生而结识了森田疗法，发现自己和森田理论描述的一模一样，简直就是为自己写的，也就不知不觉爱上了森田疗法。他对森田疗法的贡献是选择适应证。他在担任高良医院院长期间，遇到一例患者因治疗无效赖着不出院，他因此极度烦恼，不得不建议高良先生选择患者。高良先生采纳了他的意见。他深深体会到思想的矛盾和被症状束缚是发病的主要原因。

近藤先生：在运用森田疗法时，非常重要的一点是，注重患者的自我评价、自我机能（工作和社会机能）；经常表扬患者，让患者感到安心；经常提有建设性的建议，开阔患者眼界。对高良先生的教导我体会深刻，工作是涉及知情意全方位的活动，鼓励患者尽量参与各种劳动，这对回归社会非常重要。

（三）我对森田疗法的几点见解

早在 2001 年，我就在中国森田疗法网上发表了自己的见解。

·森田疗法是目前中国所有心理疗法中适用性较强的一种心理疗法，它融合了精神分析、认知疗法、行为疗法、作业疗法及中国传统文化、佛教、禅的思想内容。它操作性强，对强迫症、对人恐怖症、焦虑症（尤其是 PANIC 综合征）、抑郁性神经症、适应性障碍、失眠等多种心理障碍有独特的疗效。如果对森田疗法的理论一无所知，很难做一个好的心理医生。

·森田疗法不是万能的，对器质性的精神障碍、没有反省能力、忍耐性差、生的欲望不强的患者，很难有好的效果。换句话说就是对具有典型的森田神经质的患者效果好。

·森田疗法的运用有很多的技巧，不能拘泥于任何形式，稍微用不好，患者就产生阻抗。例如，对一个强迫症患者，如果你告诉他要"忍受痛苦，为所当为"，患者可能会误解你的意思，产生愤怒的情绪，说："医生，我实在是不能忍受了，我太痛苦了。"其实，不论你用什么方法，重要的是要让患者领悟到：他的痛苦并不是什么特别的东西，只是因为自己的过分关注而愈来愈重，如果能主动地做些事，它就会自然地减轻。不管他相信不相信，先试一试。

·森田疗法的精髓是：顺其自然，为所当为，目的本位，纯洁的心。这些理论是很抽象、很难理解的，必须身体力行才能真正领悟。我的导师田代信维教授认为，许多心理障碍患者其真正的病因是自卑，没有自信心，在社会工作中遇到各种困难的时候，表现出各种症状。只有树立小的目标，做小事，得到小的快乐，在实际的工作学习中得到成就感，逐步恢复自信心，才能真正地治愈。最高的境界是完善人格，对待任何事抱有一种宽容的态度。这涉及很多哲学、世界观和信仰问题，是很复杂的。

·学习森田疗法，需要较高的文化素养、较好的耐力、善于思考等前提条件，并有一颗谦虚的心，愿意多和别人交流。可以说，森田疗法一辈子也学不完。对医生和患者而言，每一次交流都是一次学习。对于那些急功近利的人，森田疗法很难领悟；对于那些爱夸大、浮躁的人可能没有什么大作用，甚至起反作用。

·在中国，"生活发现会"是一种非常好的推广森田疗法的形式。中国的许多学者对森田疗法有很深的造诣，如北大的康成俊教授、清华的樊富珉教授、山东的路英智教授、哈尔滨的曲伟杰先生及晓松等。他们都在森田疗法的运用和发展方面有自己的特色，希望以后有机会多与这些学者进行交流。以上是我的一些体会，供大家参考。

综上所述，森田疗法的精髓包括：森田理论比较完善地发现了神经症发病的心理机制，即在神经质性格基础上，由于诱发因素导致症状的出现，随后患者对症状的关注导致精神交互作用而被束缚，使症状固定下来。

治疗的原则是通过"顺其自然，为所当为"的行动打破精神交互作用，使患者从被束缚的状态中摆脱出来。治疗需要经过两个阶段：首先要让患者领悟自己痛苦的机制，然后努力在生活中践行，在实践中体悟。这是一个长期艰难的过程，两条缺一不可。有些患者总想通过第一条就达到理想效果，总想通过思考来解决自己的痛苦，结果事与愿违，是徒劳的。也就是说森田疗法重在实践。

二、从森田原著看"顺其自然，为所当为"的真正含义

"顺其自然，为所当为"被公认为是森田疗法的精髓。在国内，对"顺其自然，为所当为"有很多误解，有些患者甚至陷入新的恶性循环。不管做什么都想着是否符合顺其自然的原则。

"顺其自然，为所当为"的日文原文是：あるがまま、なすべきことをなす。下面简单地分成两部分加以说明：

第一，"あるがまま"以前的中文资料将其翻译成"顺其自然"。首先得承认"顺其自然"非常精辟地概括了"あるがまま"的内涵。许多患者经常问我（施旺红）自己是不是"顺其自然"了，显然他们过分拘泥于森田的理论了。我经常考虑"顺其自然"这一说法过于哲学化，有些高深，难于理解。实际上，"あるがまま"的意义非常简单，"ある"在这里是指各症状，"がまま"的意思是"原封不动，保持原样"。例如，当我们吃苹果不削皮时，可以说，"苹果皮がまま"。冈本常男没有食欲，不想吃饭，当他读了森田疗法的书，明白了其中的道理后，尽管自己没有食欲，到了吃饭的时候，还得硬着头皮吃下去，不然会饿死的。所以到了吃饭时，硬着头皮吃，这时候仍然是没有食欲的，这就是"あるがまま"等于"没有食欲がまま"，没有食欲就随它没有食欲，该吃饭时还得吃。

第二，"なすべきことをなす"是指做应做的事。什么是应该做的事，得根据每个人的实际情况而定。按上面的例子，到了吃饭的时候，吃饭就是为所当为。

所以，"顺其自然，为所当为"是不能分开理解的。许多患者在症状出现时，默念着顺其自然，顺其自然，可症状依然如故，他就一头雾水，认为不起作用。其实，顺其自然是不需要任何努力的，你专心做事时，不知不觉地就顺其自然了。

森田疗法的目标是让患者改变自己对症状的态度。神经症患者拼命地与症状作斗争，想排除它，却助长了症状。森田疗法让患者放弃斗争，不搭理它，养成能与之共存的态度。例如，对于惊恐发作的患者，一旦症状发作，慌慌张张赶去医院急诊，打了针之后，把症状控制了，回去后又发

作，反反复复，痛苦不堪。森田疗法要求患者发作时不要慌慌张张赶去医院急诊，而是躺着不动，静静地体验观察整个发作的过程。不管症状多么严重，随着时间的变化就会自然减轻，短则几分钟，长则十几分钟。通过这种体验，患者会感知到自己的症状并不是想象得那么可怕。

"顺其自然"不是被动地放弃、忍受，而是主动、沉着地应对，有积极的意义。

另外，"为所当为"是发挥"生的欲望"，进行有建设性的行动。在"死的恐怖"的背面存在着"生的欲望"。森田疗法的理论要求患者在原封不动地接受症状的基础上，发挥自己的长处。不是简单地要求症状不发作就满足了，而是尽量发掘自己的潜在力量，更好地去生活。因此，森田疗法的最终目标是促人成长。

人是一团燃烧着的欲望，欲望受到挫折时就会产生各种烦恼，烦恼其实是我们人生的一部分，甚至是一大部分。手受伤了，会流血，手流血时，都知道要赶快包扎处理，没有人会为自己会流血而悲哀；而烦恼的时候就不一样了，神经症的人为烦恼而烦恼，认为别人都那么快乐，而自己却这么可怜。这个道理很简单却有很多人不明白！我有一名日本患者，她家有亿万财富，却经常烦恼无限。人的行动常常由感情和理智双重支配，而感情常常占主导地位。比如，胖子想减肥，最简单的方法是少吃多运动。可是，到了吃饭的时候，不知不觉就吃饱了，早晨睡着就是起不来。运用森田疗法，实践很重要，不能坚持实践就很难有好效果，很难真正领悟森田的精髓。过深地钻研森田理论，探讨症状的原因，而不去实践行动，不但不利于症状的恢复，反而会使症状强化，形成新的强迫依赖症状。森田疗法其实很简单，像健康人那样去行动，就会变得健康起来。

三、神经症的治疗要点

森田教授的高徒，第一任国际森田疗法学会理事长高良武久对用森田疗法治疗神经症的要点总结如下。

1. 注意弄清症状的本质

我在本书的前半部分详细介绍了神经症到底是一种什么样的疾病，其症状又是如何发生的等内容。弄清神经症的本质对治疗有重要的作用，甚至有的患者仅仅弄清了症状的本质就很快治好了症状。这是因为患者在弄清症状本质后，对疾病的心理状态发生了变化，所以才有如此好的效果动机。患者住院之后，在一种家庭的气氛中接受指导，会自然形成这种心理状态。

2.神经质性格的陶冶

人的行动一般会影响其性格。不可否认，一定的性格又会指导人们做出一定的事情。但仅仅看到这一方面，则是一个片面性的认识。我们不能忘记"我们的行动会造就我们的性格"这一客观事实，这一点正是神经质性格得以陶冶的根本理由。我们的思维除去睡眠的时间外，可以说每时每刻都在变化着，绝不会停留在同一状态。这一点通过仔细揣度自己的内心世界就会明白，我们在考虑某个问题时，思维似乎停留在相同的状态，这只不过是表面现象而已。例如某人从一小时前开始一直在考虑一道数学题，到现在仍没有答案。从表面看来，他一小时前与现在是处在同一思维阶段，实际上最初的一瞬与最后的一瞬之间已经持续了一个小时的精神活动。即最后的一瞬是经过一小时的持续思维之后的一瞬，这与最初相比有了显著增多的内容。即使对同一道数学题，人们的思维只有在最后的一瞬才比较成熟。如果要使一小时前的一瞬与一小时后的一瞬内容完全相同，就必须把一小时的持续经验一笔勾销，这实际上是不可能的。因此我们每时每刻的经验都在不断创新、变化着。我们昨天和今天的经验并不像在树上嫁接竹子，而是像滚雪球一样，开始很小，但随着不断的滚动，内容也不断增多，最后便有了更加充实的内容。这也像河流是由无数细流汇集而成的一样。人们精神生活的流动也不会有丝毫中止，而是在不断扩大、不断变化着的。这就是精神生活的本质。应该注意，这种变化并非发生于漫无边际的空想中，而是实际的行动才使思维变得更加实际和深刻，仅仅局限于伏在桌前冥思苦想，不会起到实际的作用，只有实际行动才能调动人类的全部意识，才能比单纯思考更深地渗透到我们的生命中。实际行动是提高我们对实际生活的适应能力的最直接的促进剂。如果通过实际行动体验到自信，即使本人并未觉察到这种自信，也会使我们的性格更加坚强。神经症患者性格的陶冶也必须由这种对实际行动的体验才能实现。可是，他们一般都是采取逃避的态度。他们最关心的是如何把这种痛苦抛弃，如赤面恐怖的患者总想避开众人，或想出些小点子以不被别人发现自己的症状。如果有不洁恐怖，不愿随便接触别的东西，为了得到暂时的安慰便不停地洗手。还有的患者因为有头重感就不工作，因为害怕疾病就不外出，这些都是对痛苦的逃避，如果实在逃避不开就尽量敷衍了事。患者采取这种态度就永远不能从痛苦中解脱出来，也永远不可能适应现实生活。患者不能忍受痛苦去做应该做的事情，就绝不会得到在实际行动中产生的适应人生的自信。"忍受痛苦，为所当为"，这是神经症患者必须采取的生活方针。对人恐怖患者要忍着发抖的恐惧心；赤面者要坚持以这种样子与人接触；不洁恐怖患者害怕不洁，同时又要坚持去打扫卫生；失眠恐怖患者也要忍着失眠的痛苦坚持去做白天应该做的一切。这样做，也许有人会问："神经症患者开始了日常的生活，其症状就治好了吗？"这种问题是十分片面的。要学会游泳必须要跳入水中，不跳入水中，就永远学不会游泳。上面的问题好像在说过去不会游泳的人就永远学不会游泳，这当然毫无道理。实际上，人即使不会游泳也完全可以做到先跳入水中，然后划动手脚就可以浮在水上，逐渐学会游泳。如果不先跳入水中，就永远也学不会游泳。因此，无论如何要先跳入水中。同样的道理，神经症患者无论感到怎样痛苦，都可以做到忍受痛苦投入到实际生活中去。如果患者自己做不到这一点，也可以在别人的指导下做到。患者一边忍受着痛苦，一边做应该做的事，这样就可以在不知不觉之中得到体验的自信。

许多患者固执地认为自己有神经质的症状，什么工作也不能干。但是患者入院之后，与自己的想法正好相反，完全可以从事被分配的工作，这连患者自己也感到吃惊。患者有了这样的体验，弄清了自己的症状实际上是自己主观臆造的产物。患者如果能觉悟到这一点，可以说已完成了领悟的第一步。

神经质性格的陶冶并非将性格彻底改变。所谓陶冶，是指使神经质性格中的长处得以发扬。做事认真、踏实、勤奋、责任心强，这是人的美德，这种美德在任何情况下都必须发扬。与此相反，如果做事不加思考、随心所欲则注定失败。神经症患者普遍有一种神经质的细心和谨慎，这一点经过引导，会很容易地走上正确的轨道，对治疗起到积极的作用。

3. 对客观事物的正确认识与积极服从

人们要真正客观地、正确地认识现实中存在的客观事物并非易事。因为客观现实并不一定符合我们的主观愿望和理想，有时甚至完全事与愿违。所以我们有时有意识地或无意识地片面地看待现实。如我们上了年纪，不管我们愿不愿意，总会变老的，白发和皱纹会增多，体力也会渐渐不支。这是事实，这事实却与我们的愿望正好相反。虽然我们不想承认事实，企图将不现实的想法变为现实，可随着时间的不断推移，最终会在某一时刻体会到幻灭的痛苦。我们要正确地估计可能的范围，并朝着这个范围做自己的努力，这样才不会引起过度的心理冲突。但神经症患者并不能现实地对待存在的事实，他们把自己的理想和欲望扩展到完全不可能的范围，因此，他们才感到痛苦。以对人恐怖为例，我们说自己和对方都是生活中的人，人与人见面时，会引起感情的波动，这是明显的事实，特别在见到上级或异性时，容易产生一种不安或不好意思的感觉，这对一般人来说是很平常的事情。我们应正视这一事实，顺应自然，即使感到难为情，甚至苦恼也不应与之抗拒，这样就不会产生强迫观念，从而保持正常的心理。相反，如果对此产生抗拒之心，无论如何也不能顺应事实，如果形成这样一种心理，就会背离事实并越来越荒唐。

四、像健康人一样去行动，你就会变成健康人

最近，有许多患者来信诉说各种各样的症状，希望我能解除他们的症状。有些人整天泡在网上，阅读很多帖子，想寻找或钻研更高深的理论来治疗自己的症状，而不是去做事。这样症状不但不能减轻，反而会因别人的症状而影响自己的体验。其实，运用森田疗法，不需要多么高深的理论。记住："像健康人一样去行动，你就会变成健康人！"

为此我想强调一点，不要期望着有什么灵丹妙药能治你们的病，最好的医生是你们自己，最好的药就是把注意力投向外面的事物。很多人很难做到这一点，主要是因为很难从做事中得到快乐所以就坚持不下去。

做事有几种，一种是一般性的事，做起来很让人烦，因此很多人懒得做。一般的家务事如洗碗，如果你带着爱心去做（我的父母很辛苦，或我的爱人很累，我洗碗能给他们减轻负担，让他们多休息一会儿），你干活的心情就不一样了，本来就是举手之劳，自己快乐，家人也高兴，反过来

自己更高兴了。现在的社会，人人的压力都很大。说得难听一些，神经症的人有些自私，整天把自己的一些烦恼当成大病，让家里人承受更多的痛苦，总希望别人关心自己，总恨别人关心自己太少，而恰恰相反的是，他从来不从别人的立场上想，不体谅别人的难处。自己又没有什么残疾，然而一点小事都不愿干。不想干事，一个人自寻烦恼的时间就多了。实际上，你带着爱心去为别人做事，得到最多的还是你自己。

另外一种就是有目标有计划的事，也就是有追求。比如，我决定明年考研究生，从现在开始有计划地复习并坚持，到时即使没有考上，这一年肯定也有不少长进，很充实。幸福的生活总是建立在有追求的行动上。很多人沉迷于打麻将，这是没有追求的表现，但因为有事做，所以也显得很充实。如果没有追求，没有行动，神经症就是对你的惩罚。知道了这些简单的道理，努力去做事，自然就好了。

因此，经常上网，到处寻找高深的理论没有太多的好处。路在自己的脚下，自己不走，没有别人背着你走，心理医生只是指路人。

很抱歉，我因为太忙，很难对每一个提问一一回答。如果有希望我能够解除你的症状的朋友请仔细体会我这个帖子，这也是我给你的最好的回答。尽管症状不一样，但原理都是一样的。至于每个人的行动、计划目标，只能由你自己去定，你在行动中会体验成功的欢乐、进步的喜悦，但不止这些，也许还有更多的失败的痛苦。生活就是这样，什么你都得承受。人生不如意事十之八九。你现在的烦恼是没有意义的，行动后的痛苦是你不得不承受的。如果期望生活中没有烦恼，别人都来关心你，什么事都心想事成，那是非常幼稚的表现，你得为你的幼稚付出代价，代价就是神经症水平的烦恼。好好体会吧。

五、重在实践

一些不理解森田疗法的人认为，森田疗法就是让人睡觉；另外就是宣传有病不用治。这样想很可笑。另外一些人可能拘泥于某些形式。实际上，森田疗法是结合精神分析、认知、行为疗法于一体，用行动来验证理论。首先，森田质性格特点就是让人分析自己潜在的东西，如冈本常男读了森田疗法的书，将自己以前没有意识到的性格意识化，从而触动了自己的心灵。其次，认识到自己的一些错误认知。最后，通过行动来证实症状可以随着时间，随着实际的运动而减轻，继而慢慢消失。实践是最关键的一步。

一名接受我治疗的患者将自己的治疗过程和感受总结如下。

尊敬的施教授：

您好！这几天太忙了，没时间给您写信。按您的要求，我将自己的感受总结出来，现在也是刚打完吊针来到网吧。

我先系统地介绍一下我得病的情况。我患病已有7年了。当然，这些年的风风雨雨不言而喻。初一时，生活给我开了一个天大的玩笑，让我从此陷入神经质的泥潭不能自拔。记得那是一个暴力型的班主任兼数学老师，上他的课如果做得不对就意味着一顿拳打脚踢。那是一次特殊的数学课，我不知道怎么听着听着走了神，还没等我反应过来，我就被打了两记耳光！这让从小在老师和家长宠爱里长大的我，犹如突然被闪电击中，害怕极了。加之我小学学习较好，上初中也没有了小学的优越感，这也让我滋生了恐惧。就这样，在这一次偶然的事件中，我结束了别人看来美好的童年！起初我并没在意，结果第二天语文课上老师让我读课文时，我的声音开始颤抖，接着四肢也开始颤抖，这让我再也不敢主动回答问题，甚至逐渐逃避起来。就这样，在当地中学读了两年，我毅然决定转到市里的一所中学。我也抱有幻想，但愿在市里的中学能有所好转。可结果不尽如人意，反而让我更加恐惧。一个同学告诉我，这是病，要去看医生，然而我起初并没太在意。就这样，我在惶恐不安中上了高中，这种恐惧开始涉及到了我生活的方方面面。高一结束时，我和同学到西安的一所医院来看所谓的病。现在记得那是一个看上去很和蔼的所谓的心理医生，她首先让我做了一系列检查，花了好多钱，接着便是像数学老师那样流利地给我下了一连串的定义：抑郁症、社交恐怖、强迫症等，该有的与不该有的都有。开了好多药，并且向我保证药到病除。可是结果让我大失所望，药的副作用让我现在都感到害怕！我没有别的办法，只好趁着"十一"长假，再次来到西安。这次我真的挺走运，遇上了施教授，使我认识到自己得的是社交恐怖症，是他在最关键的时刻挽救了我，让我重新燃起生命的火花。接触了森田疗法，让我从此又有了一百八十度的转变。我对施教授及森田疗法的感激之情无以言表！

下面我把我对森田疗法的浅薄体会写出来，以激励正陷在神经质泥潭中的同胞们，望我们都能鼓起勇气面对现实，尽快走出那曾让我们不能自拔的神经质泥潭。

"昨天所有的荣誉已变成遥远的回忆""如果要飞得高就该把地平线忘掉"。如果大家关注刘欢与刘德华的歌，这两句歌词应该不陌生。这是我转变以来一直哼的两句歌词。同胞们或许都知道那八个大字："顺其自然，为所当为。"我们现在都耳熟能详了。但真正让我们做起来，为什么不好呢，我已经为所当为了，可为什么还不好呢？我只想说这是一个非常漫长的过程，况且这八个大字并不是要我们挂在口头上，而是一定要去行动。记得我第一次坐在施教授身边时，我非常紧张，可尽管我在发抖，我还是坚持坐下来，直到一小时以后，那种紧张才逐渐地消退下来。在此期间我也在听施教授讲课，并尽可能地把注意力集中在他所讲的内容上，而不太去关注自己的症状。这样我既做到了顺其自然，也做到了为所当为。这样的体会让我高兴得彻夜难眠。大约一个月以后，我又回到了学校。那时，又是一片不同的天地展现在我面前。当然我也不是一下子就好到了我理想的状态，这是不可能彻底好的，我为什么这么说呢？是因为我们得的并不是病，所以没有好与不好之说。有一次我在班里做了一个长达40分钟的演讲。尽管我认为我的症状还在干扰我的演讲，但是我并没有太在乎，因为我做到了起初为自己设定的目标，也就是做到了目的本位，所以我不会太悲伤，反而信心大增。现在仍然和以前一样，还是紧张，但我不再感到害怕。因为我会尽量把自己的注意力放在我所做的事情上。（我贸然下一个定义，把我们所谓的症状与达到我们理想状态之间持续的时间称作"时差"。）我想只要我们勇敢地去面对，把这"时差"缩短，尽快进入状态就"好"了。

其实道理很简单，但是为什么我们都懂这道理却过得不好呢？我不想介绍太多的理论，我只想对大家说我们这一类人都有着强烈的"生的欲望"，那为了生，为了更好地生，我们为什么不去做呢！重在行动！我希望，真切地希望大家都能主动地去做，只有这一条路可以通向成功。是的，我也承认这期间必然会遭到别人的误会与冷眼。但是我们自己很清楚地知道我们是为了什么——为了美好的明天，为了至爱的亲人，为了那些期待的眼神。同胞们，我个人认为这就要我们去练一下我们的"厚脸皮"了。不是吗？我也一样，正在向前走，已经看到了美好的明天，并且一直会这样走下去。通向成功的路，往往是布满荆棘的，但是我们别无选择。不是吗？"天将降大任于人也，必先苦其心志，劳其筋骨，饿其体肤，空乏其身，行拂乱其所为，所以动心忍性，曾益其所不能。"

事实唯真。我们一定要面对现实，用那残酷的现实来换取明天另一种美好的现实。不是有一句话叫作"面对现实，你若不厚起脸皮，那么你将连走路的力气都没有。"何况我们这群人呢？但愿大家都能真正地顺其自然，为所当为。借此机会我对施教授表示由衷的感谢，也感谢我父母对我的支持！

相信自己，我们一定会成功的！我们的明天一定会更灿烂、更美好、更诱人！

一个正走出来的人

（一）森田疗法是一种人生哲学

我在《战胜自己——顺其自然的森田疗法》中提到，森田疗法就是一种人生哲学，要在实践中体悟。一名患异性恐怖的大学生接受我的咨询，并阅读了我的著作后深有感触，主动要求到我的课堂上演讲。从他的演讲稿中我们可以体会到，森田疗法不是用来治疗症状，而是用来指导我们如何对待症状，像健康人那样去生活的。下面也是一位患者的感言。

施教授，各位同学：

大家好！

首先非常感谢施教授和各位同学给我了一个这么好的机会锻炼自己。我是今年4月初才慕名到施教授这里咨询的。之前我的主要问题是在人际交往过程中会有一些紧张，特别是和女生交往尤其是和比较漂亮的女生交往时紧张程度会更高。我这个现象从中学到现在大四持续了将近10年的时间，在这期间我的身心承受着很大的痛苦，我也一直想摆脱这种现象。也曾咨询过一些心理医生，但是感觉效果不是很明显，依靠药物能够使自己的情绪得到一些缓解。可能就在一个月以前能够在这么多军人面前发言，对我来说还是一件不可思议的事情。但是今天我的的确确这样做了，我想这是自己的一个进步，同时也符合了森田理论中"目的本位"的思想。在咨询中，施教授用森田疗法分析了我的情况。在与施教授的交流中，我的思想可以说经历了多次的激烈碰撞。咨询结束后施教授给我了两本关于森田疗法的书籍，希望我回家后继续学习森田理论。我其实是一个对看书没有多大耐心的人，但是由于想改变现状的强烈愿望，我还是翻开了这本书。然而就在我开始看书后，这本书深深吸引了我，并不断促使我认真地看下去。在看书学习森田理论的过程中我心里的那种感受是难以言表的，可以说整个过程是一个高潮迭起的过程，书中所描述的情形和思想发展变化过程跟自己实际情况的吻合使我感慨万千。到现在我感觉自己通过不断的反思和学习，基本上理解了森田理论的精髓。我觉得正是因为我自己有森田神经症的困扰，所以更容易结合自身的体验不断反思，从而更深层次地理解森田理论。由于时间有限，我把对我思想产生较大影响的一些理论大概讲述一下。

（1）顺应自然，目的本位。我把顺应自然和目的本位两个思想联系到一起来讨论，首先顺应自然我觉得是包括对症状的顺应自然、对情绪的顺应自然，在顺应自然的基础上以目的本位的思想为所当为。这是我自己对森田理论的理解。书中说到人的情绪、感情是不能控制的，就像人遇到恐怖的事物感到害怕紧张一样，这是人人都有的感情，是控制不了的，但是人可以控制自己的行动。所以人可以通过控制行动来间接地对感情产生作用，就像人控制不了自己紧张害怕的感情，但是人可以行动起来，多接触感到害怕的事物，通过多次反复的接触，紧张害怕的情绪自然而然地就会减轻。所以既然人控制不了感情，控制不了症状，那么我们就只有使自己的症状顺应自然，以目的为中心开始行动。在行动的过程中关心自己的目的而不是去控制自己的症状，因为越是控制自己的症状，把注意力集中到症状上，症状就越是加深，从而陷入恶性循环。所以采用顺应自然的态度，以"目的本位"的思想为所当为，这是森田理论的核心。

（2）为所当为。为所当为就是在顺应自然的态度上的一种主动的行动。就是在对自己症状、情绪的顺应自然的态度上，做到不问症状、不管症状，做该做的事，通过实践来使自己的情感得到体验。就我来说吧，虽然和女生交往很痛苦，很难受，但是还是要坚持去接触该接触的女生，把注意力尽量集中到要做的事上，少考虑自己的表现。

（3）事实唯真。这也是森田理论的一个思想，它强调要以已经发生的事实为标准，把已发生的事实看作真理。这个理论对我的心理冲击也很大。我对自己以前的烦恼和痛苦进行了反思。以前我总会为自己设立一个理想的、完美的目标，觉得自己应该有什么样的表现。抱着这样的思想去行动，事实上是给自己套上了一个枷锁，在行动中压力更大，即使在现实中不是那个样子也为自己找借口，其实是一种不承认现实的表现。森田理论强调事实即是真理，承认现实，将自己从枷锁中解脱出来，行动起来会更加轻松。在这一个月的行动中，我已经有了好转，一度甚至感觉自己完全好了，但是后来又有一些反复。我知道情感的体验是一个长期的过程，至少以前逃避的事情，现在我敢去做了，即使还是会感到紧张。其实现在摆在我面前的有两个选择：一个是继续逃避，继续长期痛苦地生活下去；另一个是不顾眼前的痛苦，接受症状，不怕表现不好，不怕丢脸，坚持行动，在长期的坚持中使自己的情感得到体验，逐渐从神经症中摆脱出来。我想今天的演讲就是我选择了后者的最好证明。书中有一句话："森田疗法与其说是一种精神疗法，不如说是一种人生哲学。"学习到现在我确实有这种体会。森田疗法就是一种人生哲学。通过学习它，我知道自己并没有什么病，是自己的性格和错误的认知相互作用产生的一种心理困惑，通过学习我纠正了自己以前的一些错误认知，使自己的心理更加成熟。其实回顾我以前关于心理和人生观的困惑和疑问，有很多都可以在森田理论里找到答案。我现在对自己摆脱心理困惑比较有信心，而森田理论作为一种人生哲学可能使我终生受用。

（二）行动是解决问题的唯一途径

神经质患者特别容易陷入一个怪圈，就是当他们遇到问题时，喜欢想我该如何思考，我该用什么样的心态面对，我该怎么想才能让自己平静。这是错误的。这些思索只会让你越陷越深。如，当有人欺负你的时候，你要思考自己该如何行动，比如报警，比如向领导汇报，比如跟他谈判，或者离开那个地方，甚至叫人揍他一顿，这些行动都是正确的、合理的（作为正常人的反应是合理的），只有行动才能解决这些问题。如果你想的是，用什么心态才能平静面对，用什么心态他才不敢侵犯你，用什么心态你才能平静而无恐惧，这就完了，这是错误的道路。光看理论肯定是好不起来的，很多真实世界的体验是通过阅读文字体会不到的。好的过程肯定是接触现实世界，不断有新的体验，从量变到质变的过程。不可能光看文章就好起来，而且因为看文章太多而得社交恐怖症的也不少。社交恐怖症患者很多关键的认知必须在实践中修正过来，这个用理论似乎很难表达。比如跟别人对看，其实是很"有趣"的，会有一种心领神会的感觉。健康的人也不可能做到看跟不看一样，所以经常会互相看着看着然后哈哈大笑。人跟人的交流是很灵活很互动的，一边聊一边你看我我看你，这其实没什么。社交恐怖症患者跟人交流时大都会"僵死"，似乎想做到看人完全不紧张，这跟自己的现实差距太大，会导致"恐惧"式的情感冲突。这种"不接受自己现状"的态度是有副作用的。要调整好心态，要完全接受自己的卑微、丑态，如果这些都是现实的话。怎么样就是怎么样，完全接受现实，痛苦好过糊涂，行动才能让你获得健康的心理。

（三）前途是光明的，道路是曲折的

在学习森田疗法时最初要接触的要领是"顺其自然"，它教我们自然地接受焦虑、恐怖、症状，做该做的事。然而一开始实践后感觉理解起来容易，但做起来难，有时会想："唉，说得容易，做起来难呀。那种和人交往痛苦难受的感觉，不是社交恐怖症患者，是根本无法体会到的。就像一个双目正常的人，无法体会到一个双目失明的人的痛苦一样。"虽说按照自然接受焦虑，积极地做了该做的事，然而有时仍想逃避，即使有时成功了，但也累得不行。这时便会对这些成果表示怀疑，会出现停顿。这是一个非常痛苦的阶段，即使是半信半疑也好，在这时，除了按森田先生说的、按先辈们的忠告去做以外也没有更好的办法了。（起初想这么做，但却很难办到。所以除了行动以外没有更好的办法，结果自然而然便接受了。）这是实践的第一步。逃避却渴望着，向往却又不敢面对，社交恐怖症患者的矛盾心态正是痛苦的来源。前进吧，怕受伤害，怕有痛苦的感受，怕让自己"丢人现眼"；逃避吧，又不甘心，又会计较得失，又会担心自己的将来。在进退之间徘徊犹疑从而陷入矛盾痛苦的深渊难以自拔，苦苦寻求解决之道。其实不妨想想，我们还有什么好失去的呢？现在的状态已

经是最低谷了，即使痛苦、折磨、难堪，再差也就现在这样了，前进就会有收获，而逃避只能原地踏步；即使平静自得其乐，也只能压抑自己的渴望，逃避自己的内心，暂时的安逸罢了。不要因为前面的路有曲折、有荆棘就裹足不前，在你战胜曲折、披荆斩棘之后你才能收获信心，才能体味其中的快乐。什么是成熟？只有尝尽生活百味，品尽酸甜苦辣才能成熟。而社交恐怖症患者正是不成熟的人，不要再矛盾徘徊，向前进！

六、关于性格的修养

社交恐怖症患者有着共同的特征，往往是被动、反应慢、生硬呆板、性格软弱等。由于是被动型的人，在现实中大都无能为力，坐以待毙。用形象点的话来形容，社交恐怖症患者是"枯萎"的人，通过长期的滋润，完全是可以慢慢康复的。当然不可能很快就康复，就如失去了生气的树，要慢慢地保养、培育，这是自然界的规律。康复后你得到的奖励是"免疫力"（心理素质）强了很多，就如遭遇恶劣环境仍存活下来的树，之后便更经得起风吹雨打一样。

社交恐怖症患者的这些特征是怎样慢慢形成的呢？是由于存在一些关键的错误认知和行为方式，长期以来形成的某些消极的特征。

首先，一个必须修正的行为方式是回避。社交恐怖症患者都是有回避型人格的，他们不敢面对某些东西，比如别人的眼睛。长期的回避导致了条件反射式的敏感，敏感和恐惧都来自回避。如果长时间地面对，是不会有敏感和恐惧的，即使以前有，当你不断地去面对时，这些感觉也会渐渐消退。谁都知道，逃避是不能解决问题的，社交恐怖症患者必须慢慢学会去面对一切，包括面对真实的自己，面对自己的过去。我看见有人说让自己忙起来这样就会忘了社交恐怖症，这是一种完全错误的认知。如果一个人不敢面对自己的过去和真实的现实，是谈不上康复的。什么都不用忘，不要回避也无须闪躲。我记得有一句话是"眼明手快"，意思是眼睛明亮，反应快动作快。眼睛明亮说明自信，敢于面对一切，反应快是有活力的表现。如果一个人眼神呆滞、反应迟钝、没有生命力，即使没有社交恐怖症，也一定是个消极、自卑的人。

第二个必须修正的行为方式是被动。性格强的人必定在一定程度上是主动的人，被动的人都是性格软弱的，通常在现实中无能为力，不能做主，处于一种"等死"的状态，毫无生机。遗憾的是，没有一个社交恐怖症患者不是被动型的，我是说行为习惯。如果你不服，非得故意主动几下，那绝不代表你是主动型的。被动是一种长期形成的思维、行为习惯，体现在你生活的每一个细节，短时间是改变不了的。忍让、委屈自己成全别人；对别人的感受很在乎，怕影响别人，自己的尊严却不值一提；被别人牵着鼻子走，被动挨打；争取自己的利益时软弱无能，甚至不去争取……

还有就是自我封闭。不敢开放自我去面对这个世界，是没有办法谈康复的。我康复的最后阶段就是出来工作后完成的，人的精神需要某种刺激，不然就会失去生命力。任何健康的人让他长期封闭起来，都会出问题，精神会萎靡，不是说会闲出病来嘛。我们要经常跟各种人沟通，这不能说"应付"，因为这是一种很刺激大脑的工作，现实的需求会激励你的精神，逼你进步。

一个人的观察力往往反映了他的沟通能力。自卑的人一般是"糊涂"的，眼睛不明亮的人多是"懵懂"的，容易被骗、被蒙。他们不敢去观察，呆板被动，通常会惹人嫌。自信健康的人会开放地面对一切，所以对临时发生的事一般都反应敏捷，主动出击。沟通时对方有什么表情，相应地他们就会做出不同的回应，这种"互动"的沟通其实是很有意思的，是精神的营养。社交恐怖症患者却根本不敢打开门进去玩这个游戏。

我在论坛看到一句话说得非常好："一个健康的系统必定是一个开放、主动的系统。"如果你结合实际仔细体会这句话，会发觉真是一针见血。开放自己，去面对这个世界的一切，不要回避，你行得正站得直，你是有尊严的，跟所有的人一样。不要拼命地忍让、委屈自己，你没有欠任何人的。

要想修正自己的性格，首先，无论你目前有多么痛苦，无论你有任何借口，请永远不要自虐，不要做对自己有破坏性的事情。社交恐怖症患者一般都不会珍惜、保养自己，如果继续作践自己的话（似乎有破罐子破摔的心理），是不可能好起来的。破坏性的事情有：自虐，整天不做事，封闭自己（导致缺乏锻炼），不学习不提高能力（使你依旧无能）。作践自己是很愚蠢的，别人也会看不起你，会不尊重你，会不顾及你的利益、感受，因为你自己都看不起自己。其次，坚持做积极、有建设性的事。这类事情很多：坚持良好的作息时间；每天抽出时间跑步或打球；学习技能（就算你现在不康复，也要为将来的康复打下基础，不然你会后悔）；把身体锻炼好，保持健康活力（生理和心理是相互影响的）等。要懂得珍惜、保养自己，培养自己的能力，就算有社交恐怖症也要那样做。你非要找借口的话只会与康复无缘。你会发现，积极、建设性的事有潜移默化的治疗作用。

七、别希望消除自己的症状了

一切症状原本都是自然的生理现象。社交恐怖症的症状：紧张、斜视、羞怯、脸红、不好的表情、空间恐怖、口吃、强迫、焦虑、怕、心因性失眠、疑病、饮食障碍等观念和行为。一切症状都是无法消除的。当你理解了这些道理并开始学会适应它，带着它，内心真正地接受它，不再拼命排斥它的时候，经过一段缓慢的时期，它就会渐渐地消融。那么，为什么会如此呢？

社交恐怖症患者都很生硬，这是因为被种种的"应该怎样""怎样表现得好""一定要镇定，自然，轻松""不准害怕，不准紧张，不准脸红"等思维捆绑住了。因为太敏感、自卑或者是完美主义用错了地方，太认真仔细，或太过于关注思考，从此揪住它不放，认为它不正常，拼命地想抹杀掉它，拼命地想消除掉这种其实是非常正常的东西，结果当然抹杀不掉，这就是冲突和对抗的根源和本质。于是这事从此就变成了一块心病。经过一次次的排斥和关注，我们从此对它越来越敏感，越来越关注，而它们在我们大脑中的兴奋点和印象也因此变得越来越顽固和放大。几年之后，那些正常人早已忘记此事，他们头脑中对此的兴奋点早已归于沉寂。而我们，经过这么多年对它的脑力劳动和精神的持续推动，它在我们大脑皮层中业已形成了一个类似烟瘾和毒瘾的非常顽固的兴奋点。

世界的本质就是运动，如果不是这么多年我们持续地通过这种方式一直给这些兴奋点不间断地提供能量，那么，这些动态的兴奋点早就烟消云散了。所以，这些兴奋点之所以这么多年消融不了，说实话，确实是我们自己造成的。而这些足够强大的兴奋点一旦形成，根据心理对生理的影响，它们又会反过来影响我们外在的言行举止。所以如此恶性循环，这种原本无比正常的现象，就被我们通过以上原理，反复错误地无限扩大了。

因此，从一开始我们就错了。老子说："其出弥远，其知弥少。"可以拿来说明这种现象。原来一切都是空，原来我们一直想去除的一切都是正常的。恰恰是因为我们想去除掉这种原来很正常的现象，所付出的能量才使它被无限扩大从而慢慢增大到超常的范围。这真是"天下本无事，庸人自扰之"。正如一句哲言所云："问题是因为解决而存在的。"所以，也可以这么认为一切神经症都是因"治疗"而存在的。烦恼原来在本质上都是菩提，所以，佛说越想成佛的人越成不了佛，不想成佛的人反倒成了佛。我想这是否就是"有为则败，无为却无不为。"

到此事情应当是很清楚了。原来一切所谓的症状原本都很正常！所以，我们这么多年来应当清醒了：一切都是无法消除的，任何方法也没用，不要再去拼命地排斥它了。因为你这样做，就会使它一直有能量供应从而无法消除。所以，当你开始理解了这些道理并开始学会适应它，带着它，内心开始真正地接受它，从而不再拼命排斥它的时候，它就会经过一段缓慢的时期，渐渐地消融。当你确实明白了这些道理，我想你的神经症就已好了一半了。

原来一切都是正常的，正常的事物用得着想方设法消除吗？以前事情的真相恰恰就是因为我们一直想着甚至于着手去消除它才使得这些兴奋点迟迟无法消退。我想，这应当就是伟大的森田所告诫我们"顺其自然，为所当为"的原因。

八、关于治愈

有些患者不清楚森田理论中关于治愈的概念，反复纠缠症状，所以学习运用森田理论时，刚开始很有效，后来就无效了。关键在于对症状的态度，也就是关于治愈的概念不清，最后半途而废。所以，有必要在此阐述，所谓的治愈指什么？

在森田疗法中所谓"治愈"并非是指症状（焦虑、恐怖、异样感）的消失，而是纠正把这些看作是异物的认识，体现顺应自然的一种状态。

神经症患者常常在孤独中自我烦恼。学习森田疗法后，有些人在知道自己的症状并非什么怪物，而是人人都有的一种自然生理现象时，会感觉痛苦突然减轻或消失，这是一种顿悟现象。但患者的症状并非以后不再出现，要达到治愈还需要一个过程。这个过程大概可以分为以下几个阶段。

1. 共感期

这一时期，读一点森田理论的书，参加一下座谈会，从而知道神经症的苦恼并非只有自己才有，很多人都有同样的烦恼。由此可能得到安心感、共感（最初会产生别人的烦恼比自己的轻，自己最痛苦的感觉）。这是学习森田疗法的第一步。

例如，对人恐怖症患者对在人前发窘、脸红感到非常耻辱，为此烦恼不已；焦虑神经症患者有时突然心跳加快，有一种马上就要死的焦虑袭来，痛苦不堪。在此期间，患者应该会明白虽然症状表面不同，但根本上是一样的（最初别人的症状像会传染过来似的，但因为根本的一致性，慢慢地也就习惯了）。在听别人讲的过程中，便能知道有很多先辈与自己同样有着神经症的烦恼并克服了它，自己不也可以通过学习森田理论重新站起来吗？这样会对治愈充满希望。

2. 被动顺应自然期

在学习森田疗法中最初接触的要领是"顺应自然"，它教我们自然地接受焦虑、恐怖、症状，做该做的事。然而开始实践后，感觉理解容易，做起来难。虽说按照自然接受焦虑，积极地做了该做的事，然而有时仍想逃避，即使有时成功了，但也累得不行。这时便会对这些成果表示怀疑，会出现停顿。这是一个非常痛苦的阶段。即使是半信半疑也好，在这时除了按森田先生说的、按先辈们的忠告去做以外，没有更好的办法了。（起初想这么做，但却很难办到，所以除了行动以外没有更好的办法。）

这时，从身边的小事开始实践，例如叠被、做清洁、擦鞋、洗衣服及擦玻璃窗等。像这样在不断积累小的实践经验的基础上得以进步，反反复复地做，即使中途逃避了，仍可从那里再开始。除了实践的积累，别无他路。

3. 能动顺应自然期

此阶段，对症状、烦恼的注意力会一点一点地减少，行动变得积极起来。伴随这个变化，在痛苦之中也能看到要达到的目的以及行动的成果。因为痛苦会有多次反复，所以不要焦躁、灰心。这是非常重要的。进三步退两步这是很正常的（另一步确实是进步了）。

共感期—被动顺应自然期—能动顺应自然期，呈一种弧线形不断前进（并非直线，弧形才是自然的）。很自然地，症状出现了也不会惊慌，可以很冷静地在要点上观察、思考，接着也就不再把注意力放在症状上了。

4. 陶冶期

神经质性格是一生（生活意义）的问题，并非马上就能得到解决。这一期是指克服症状发生的脆弱性，熏陶"顺应自然"的生活方式，在实际生活进步的同时，使神经质性格好的一面开花结果的时期。然而，这一期是没有终结的。

以上的四个阶段并非是按顺序依次进行的，因为这是在日常生活中一边经历痛苦一边实践锻炼，培养自己从别人的立场上去看问题的方法及行动准则。这被认为是打破自我"脆弱性"的关键。

一位同学听了我的森田讲座后，写了一篇关于治愈的体会，非常到位。

最近我一直有些焦虑。说实话是有些困惑了：还想要什么？是不是自己太欲壑难填？

单身时很孤独无助，于是上天便给我了一个让别人羡慕的和睦的小家庭；过去因为没钱上不了理想的大学，因为没钱也没去读研究生，后来上天又让我顺利地拿到了硕士学位；经济窘困时生活艰难单调、举步维艰，于是上天便又给了我机会，让我拥有了比较巨大的财富，车、房、存款一应俱全，频繁地旅行、运动，甚至夜夜笙歌。

想想上天实际上待我不薄，我不想让自己像《渔夫和金鱼》里面那个贪婪的渔夫。于是尽量把生活安排得平实、健康、有规律，生活中多做善事，帮助家庭成员，资助贫困的人。

当生存早已不是压力时，焦虑仍然存在。最近睡眠确实不好，老是睡不着或者早醒，睡着了以后又做让人非常焦虑的梦，比如常梦见回到学生时代，面临重大考试，自己却什么都不会做，那种着急紧张难以言表；又梦见给学生上课，自己张口结舌，大脑一片空白，学生起哄、离座，一片混乱，自己紧张又羞愧难当。想想这都是现实中不曾发生的，但这又是我最害怕发生的。

之所以不安，是和自己最近考虑的事情有关。比如多出科研成果评职称，进一步提高学历，为家里添一个Baby，父母之间的恩怨和父亲家、母亲家种种难以解决的问题等，想想头都疼。有时候自己又在想，即使辞职，钱也够花几辈子了，何必这么焦虑呢？上一辈的感情恩怨和他们自己的家庭是他们自己的事情，自己又何必操心呢？但是又不能这样做，自己还不曾逃避过什么，不想当生活的逃兵。感悟教授的每次讲课或者谈话，都让自己深受启发。说实话，昨天我从四医大出来，是怀着愉快的心情回家的。很喜欢"不安常在"这四个字。人活着总会有各种不安，以前总想象"自己要是能如何如何就好了，该多幸福"，可愿望达到后，快乐不了多久，新的不安和焦虑就会出现，人生的不同阶段都会有不同的不安和焦虑。乞丐有乞丐的烦恼，皇帝有皇帝的烦恼。想永远只有快乐和宁静，那是不太可能的，除非成佛成仙了。这么简单的道理，现在才明白，但总算从"我都这样了，为什么还焦虑，我不该焦虑"的泥坑里出来了，接受了"不安常在"。就像运动是绝对的、静止是相对的一样，不安是绝对的，而安宁是相对的。不安使社会进步，使自己进步。

没有不安，很满足的话，自然好；但又不满足，有了不安，那么想解除不安就只能按"行动本位、目的本位"的原则去做。想起暴躁的巴士大叔说："你压力，我压力……没解决，没解决。"怎么办呢？只能去做，带着不安去做，也许能除去这个不安，也许无法除去，但做了就有了希望。而且我终于明白了，这个不安即便除去了，那个不安还会出现，所以"不安常在"。对于还没有、也许永远不会大彻大悟的凡夫俗子来说，生活本身就是由不安构成的，凡人的快乐也要以不安为前提。所以日本专家说，所谓"治愈"实际上是观念的转变，即接受不安常在，带着不安去生活。这句话，我算是真的明白了。心有心路，心"安"或心"不安"最终和我们所处的外界状态、物质状态没有绝对的因果关系。我不安，我应该。

另外，教授引用森田的"日日是好日"这句话也很好，是让我们与不安共处的一个技巧，虽然无法彻底消除不安，但能减轻不安的程度。不要考虑太远，不要为没发生的事情担忧，先把自己眼下的、能够做的事情做好，先考虑今天过得充实，过得好就可以了。至于以后的结果是怎样，不去管它。反正自己做了，努力了，没有遗憾了。昨天那位女医生引用伟人的那句话对此也是很好的说明："什么是成功的人，能努力认真做事的人就是成功的人。"

感谢教授。森田理论是人生哲学，常用常新。

第十二章
社交恐怖症康复者的康复经历及感悟

凤凰涅槃重生路

"社恐"康复者　马佳雄

大家好，我曾是一个特别严重的社交恐怖症患者，现在已经基本康复。我想从自己社交恐怖症症状的发生、形成、发展、严重到好转的整个过程谈一谈自己的感想，希望能够帮助到那些还深陷社交恐怖症中的朋友。

我发生社交恐怖症的原因和我小时候的家庭环境有很大关系。

一、家庭环境

小时候，我的家庭相比周边家庭差很多，父亲又是被收养的，整个家庭在周围人里很弱势，处在不被认可的状态下。我的学习成绩在班里属于中等，而且我比较调皮，在班里也处在不被认可和相对边缘的状态。自小从记事起，我就有不如人的感觉，父母也从小教育我要好好活出个人样，不要让别人看不起，所以我特别渴望得到别人的认可，孩子的那份虚荣心也很强。

二、"社恐"症状形成

一个偶然的诱因：2000 年，我上小学五年级时，有一天课间我在写作业，一个同学赞扬我学习努力用功，我心里感觉美滋滋的，虚荣心得到了满足。我开始由一个淘气的孩子变成一个自闭的孩子，在学校的时候，无论是课间还是休息时，我都装着努力学习，只是为了获得同学的赞扬，而我当时看似在学习，实际注意力都集中在别人是不是在看自己，评价自己上。以至于到后来放学或周末，我也不敢出去与同龄人交往，生怕被别人发现，说我不用功学习。现在想起当时别人都出去玩了，唯独我自己一个人在教室里装着学习，那种急切想出去玩，但又不敢的痛苦心理，让我感觉在学校就像在地狱里煎熬，放学回到家是那么舒服。也是这样的原因，从那时起到现在，我始终与同龄人处于一种隔绝的状态，一直把自己包得严严实实。这种装用功的状态持续了两年半，直到初中一年级才结束，初中二年级开始我从小镇转到城市读书，心里变得更自卑，更封闭。为了得到别人的注意和认可，每天下课时间我就会自己一个人站在窗子旁边，直直地看着外面天空，表现出特立独行的样子，用这种怪异的行为博得别人的关注。上课的时候，因为自己留过两级，对数学擅长一点，所以只要上数学课我就会不停抢着回答问题，甚至老师在讲课都要打断回答问题，目的不为别的，就是为了引起同学和老师的关注和认可。而且平时生活的许多行为都表现出特立独行的样子，都是做给别人看的，为了引起别人的注意，如走路时，一只手放在裤兜里，背挺得直直的，就是为了用这种标新立异的走路方式，引起别人的赞扬，但是每天这样走路特别累。生活中我时时处处都在观察别人是否关注自己，怎么评价自己，同时特别害怕别人的否定，说自己不好，急切渴望别人的认可，因为与外人接触的时候完全是在伪装状态下，所以时刻都感觉周围人在关注评价着自己，尤其在教室里感觉不知有多少双眼睛在时刻盯着自己，看出来自己心里是在想什么。同时自己越来越讨厌自己的性格，觉得自己性格胆小，不果断，不干练，老是想学电视剧里面那些优秀人物的品质性格，想把他们各自好的性格集于自己一身。

到了高中时我就出现了一些显著的症状：

·对仰慕的人，我特别害怕自己的言语会让他产生不悦，对自己产生不好的看法，以后不理自己。所以每次交往完后，我会反复回忆自己与他交往时候的情节，如果某个言行自己感觉表现得不好，我就会立马害怕，我会根据这个言行，展开一系列联想，反复论证，我到底惹别人不高兴了吗？

·害怕与人交往时别人给自己气受。因此与别人交往时，别人任何一个表情，一句话，一个眼神，一个动作，我就会立马联想到别人对我有恶意，就会怀疑和认为别人给自己气受了，甚至侮辱了自己，这种感觉特别真切，导致自己极度焦虑和痛苦。我还会反复回忆刚才自己所谓受气的那个情景，回忆当时别人是怎么样的行为，我是怎么样的行为，越回忆越感觉自己受了不知多大的气和侮辱，变得更加焦虑和痛苦。

·准备与人接触之前，我就开始恐惧害怕与别人交往，害怕受气，出现了强烈的预期恐惧。与别人交往的时候，因为太害怕受气，自己首先观察的是别人的表情、语气、话语是什么样子，是不是有给自己气受，而不是投入事情本身。

从小学、初中、高中，到大学二年级之前，我一直是以上面那种状态与外界沟通交流的，社交恐怖症状也一步步加重。

因为症状的折磨，我痛不欲生，到处求医看病，尝试了几乎所有的方法。刚开始，家里以为我是沾染了邪气，所以找巫婆给我做法，到家乡各处的寺庙求神拜佛，又到医院给我买了一些安神补脑的药，但仍然无济于事。后来家人带我到市里的精神病院看病，给我开了很多药吃，但都不管用，后来我就直接住院治疗了，和一群疯疯癫癫的人住在一起，打针吃药输液，这样断断续续一年多，没用。又经人介绍到西安市精神卫生中心住了一个多月院，后来又到西安交大一附院精神科、西京医院精神科住院治疗，再后来又到了北京安定医院看病，该用的药都用尽了，都用的是最大剂量。因为吃药吃得身体浮肿连衣服都穿不了，整个人神志不清，下不了床，但依旧不见好转。家里为了给我看病，花光了所有钱，还把家里的窑洞和农用三轮车卖了，就这样一直坚持着。记着上大学一年级时，为了吃药，我每天只能吃几两米饭，饭都吃不饱，但却要每天吃11片盐酸氟西汀片、6片盐酸舍曲林，结果是一点改观都没有。在那种情况下，我已经绝望了，觉得这么多年自己该想的办法都想了，根本没有救了，所以买了很多安眠药……直到西京医院的教授告诉我：你找一下施旺红教授，看有没有办法。当时我只是抱着最后一试的心理，没想到正是这一次机缘，多年求医无门，终于让我找到了希望，让我认识了施老师，开始接触森田疗法，从此走上康复之路，是施老师把我从死亡边缘拉了回来，救了我，让我获得了重生。

感谢施老师百忙之中无私地花大把时间给我讲解森田疗法，并送我森田疗法的专著，我开始了解，慢慢地去理解森田疗法，并结合自己的症状在实践中运用森田疗法。最终自己从一个无法正常生活学习的人，逐渐转变成了一个不仅和他人一样能正常工作学习生活的人，而且也变得开朗活泼了。

我的感悟（1）

我在生活中由外到内排斥自己的各个方面，不断在生活的各个方面追求完美，要求自己必须实现理想自我。虽然与同龄人是在同样的环境下成长起来的，但事实上这么多年我一直处于一种绝对伪装状态，其实是生活在真空中，没有经历同龄人有过的成长经历和锻炼，始终把自己当作一个客体。从周围人的主体角度来进行人际沟通交流，而且养成了时时刻刻都感觉别人在观察注意自己的意识，在做每一个动作前，害怕别人怎么说，成了自己做事前的第一反应了。自己把自己恐惧担心的想法投射到了别人身上，认为别人也是这么想的。更严重的是自己在这过程中形成：其一，与人交往时有一个极高的理想自我存在，要求自己在与别人的交往中，必须达到自己想象中的完美状态，否则自己无法接受，当在别人面前展露不完美的自己时自卑心理会让自己出现强烈的羞耻感，这种羞耻会让自己更加排斥自己。其二，与别人交往时，有一种期待或者要求别人对自己评价特别高的心态，别人对自己稍有一点不同意见或者批评，自己就极度焦虑难受。所以根本上自己要无条件接纳现在的自己，接纳真实的自己，要允许真实的自己在别人面前表现出来，无论好与不好。只有这样自己才能慢慢地摘下伪装，不再自我封闭，只有这样真实的自己，才能在行动中，与别人的交往与交流中不断历练、成长，形成一种新的思维模式和反应模式。接纳了真实的自己，就不会再过度盲目地追求完美，这样也就不会在社交上形成强烈的思想矛盾。

同时要及时察觉到症状的出现，然后努力回到当前自己该做的事，坚持做自己该做的事，不跟随症状，陷入联想和强迫思维行为中，并忍受焦虑情绪，不去试图消除焦虑恐惧，因为这份焦虑情绪，是你过往错误认知和行为下产生的一种本能情绪反应。同时降低与别人交往过程中，对他人的高标准高要求，接纳一个真实的、不完美的自己。

我的感悟（2）

刚开始接触森田疗法的人往往会抓住"顺其自然，为所当为"这句话，根据自己理解的这句话的字面意思来想方设法地去消除自己的痛苦或者说症状，最后陷入无论怎么做，怎么不做都不是"顺其自然，为所当为"，陷入了一种理论强迫。同样也可能抓住森田疗法里面的某段话、某篇文章作为救命稻草来消除症状，但却一直摆脱不了，跳不出用森田疗法去消除症状的死循环圈套，这本身也是精神交互作用。

森田正马博士在书里一直在讲症状的原理（原理就是方法），症状的形成、产生、发展机制和规律（症状如何从无到有，到最终加剧的），而森田疗法的真谛也就在这里面，因为它揭示了这些症状之所以产生的根本原因和本质（这些症状的真面目），讲明了症状出现的因果关系和变化规律。当我们认清了症状产生的根本原因和本质，自然能理解这些症状存在的正当性、合理性、自然性，理解它的出现是必然的、客观的，也自然就知道该怎么做了。就好比修钟表的匠人，他对钟表的内部构造、运转原理都一清二楚，他自然知道怎么修钟表了。

如果非要说森田疗法的方法到底是什么：森田疗法的原理就是它的方法，当你懂得症状的原理和本质，自然就心领神会，知道怎么做，做什么，不做什么了。

对待症状，我们讲究要无为而治，不管、不问症状，因为所有的有为都是在与症状做对抗，都是在关注症状，这只会让症状固化。如果你内心深处依旧坚定地想着消除症状和痛苦，一直寻找着消除症状的办法，那你所有的有为和无为都是有为，即使你认为的那些无为也都是有为，因为本质上你所有的行为都在围绕着症状走，做什么都是为了缓解症状，而这本身已经陷入了精神交互作用和思想矛盾中，因为你内心最深处的本意还是为了获取舒服，摆脱痛苦恐惧。试图通过各种方法控制消除症状，在想办法，找办法解决，不能真切地发自内心地认识到、感觉到对于它，自己是无能为力的，如果你还是要抵抗，那你还是会越来越严重，因为无论你做什么，不做什么，你内心的那个执念一直在，只有放下了，真正放下了，你才能把森田疗法真正运用到正确之处，否则森田疗法只会被你用在消除症状上。我们往往告诉自己，让自己不再消除症状，要接受，其实那都是在自己欺骗自己，绕了很多很多圈，你还是要消除，那还是你的本意，你心里侥幸地认为我暂时不消除，暂时放下，就会换取一会的不痛苦，认为放下了就会不痛苦，你只会更痛苦，你是更没有放下。

所以你要感受体察到你内心深处真正的本意，这是最关键的，要保持一个纯真的心，多体察，多体会，你最初最原本的情感。

有些人通过读森田理论的相关书籍逐渐地领悟放下了，有些人太执着，又深陷症状多年。或许对症状需要经历一个绝望的过程，当有一天，自己真的觉得对症状彻底没有办法了，彻底绝望了，不再去找方法找对策，放弃治疗了，也就迎来了转机，因为只有绝望了，自己真的觉得毫无办法了，你才能乖乖地接受现实，接受痛苦，不再去消除它（不再进一步加固这一情绪，放弃了在这上面的努力，自然就把关注点集中在你该干的事上了），有了这种体验和经历，才能迎来大彻大悟的开始，尤其对于多年深陷症状不能自拔的人更是如此。

所以说重要的不是你明白了多少道理，别人告诉了你多少东西，关键在于通过实践行动，有了新的情感体验，通过这样一次次新的情感体验，经过多次的反复，最终使这种感觉形成一种惯性、习性，使之变得迟钝，不再敏感，所以说症状其实也是一种感觉，和你的其他感觉没有什么区别，是在特定环境，情景下经过长期多次刺激形成的一种个人反应，只是一种个人反应、个人感觉，无论是这样的反应，还是那样的反应，性质是一样的，你可以形成这样一种反应，同样随着时间会形成那样的反应，这种反应、感觉也是动态变化的，而反观想消除恐惧，不就是在不停地刺激这种情感，关注着它，加强着这种反应的固着吗？

同时要对症状保持一种觉察力，症状往往会随着时间开始出现泛化，而初期这些泛化的症状对生活工作不会有什么影响，也不会过多引起我们的注意，但当有一天，症状让我们痛苦并影响我们的生活时，症状已经固化了很久，处理起来就很困难，所以要经常保持一种警觉。当你因为某一件事，产生恐惧，展开了一大堆恐惧性的灾难联想，并反复去核实确认的时候，就要及时地调整。从主观上告诉自己，这是自己因为恐惧产生的联想导致的，是把事情本身放大化了，这些联想是虚幻的，不是事实，是人在恐惧下的一种本能心理防御反应，只是一种心理反应，是你对某一特定事件和某一欲望的强烈反应，做到见幻即离。

但深陷症状的人最直接的办法就是通过行动去做自己不敢做的事来打破这个僵局，因为当深陷这种死循环的思维模式时，所有的说教、讲解、沟通都会被你经过简单的思考内化到死循环思维模式的漩涡中，暂时很难通过这种方式使自己达到认知的改变。因为过度的恐惧，个人已经把担忧的事当成了真的，一定会发生的事，当成了真事，对事情本身没有了感知能力，只有切身体会和明显的直观对比，才能促使认知的改变，逐步还原事实真相，而行动前和行动后的对比就能达到这个目的。

从认识施老师开始，在施老师的无私帮助和引导下，这么多年，我通过不断领悟理解森田疗法，并在生活和工作中不断践行，顺利地从大学毕业，并且找到适合自己专业的工作，有了稳定的收入，和朋友、同事的关系也相当和谐友好。偶尔我还会去施老师的课堂上演讲，下面坐着许多优秀军官，个个都是精英，但我依旧能很有信心地演讲，虽然多少还会有些紧张，但已对我产生不了多大影响了。现在我在生活和工作中都能很好地与人协调沟通，偶尔的焦虑恐惧也会随时间淡去。

我知道因为自己神经质的性格特征，我有过度自卑和追求完美的倾向，这是我患病的诱因和温床，所以虽然我的症状基本上好了，但是依旧要在生活中不断陶冶自己的性格，通过行动改善自己的性格，不断修行。

森田疗法就是告诉你：人怎么活，怎么正确地认识自己，做自己，好好生活。人生丰富多彩，怎么活都可以，但一定要遵守人情感、意识和思想的运行及发展规律。而有症状的人却总想通过自己的个人意志改变这些规律，症状就是对其不遵守规则的惩罚。实践森田疗法就是一个人懂得并遵守世间这些客观规律的过程，是一个人心智不断成长、成熟的过程，是常年积累，随年龄不断增长，不断理解看透人生和客观世界的过程，所谓活到老学到老，所以说实践森田疗法是一辈子的事，一辈子都要用，是人生的修行。

黑夜给了我黑色的眼睛，我却用它来寻找光明

——一位森田战士的心路历程

玫　红

一、霹　雳

小时候的我，率真、任性而又争胜好强，事事都想争第一。直到现在，我都清楚记得，在小学四年级的时候，我问父亲要了十几元钱，独自一人坐车去省城买书，当破落的农村渐行渐远，繁华的都市呈现在我面前时，看着街上洋气的城里人，看着车水马龙的街道，我就在心里暗暗发誓：这辈子一定要当上城里人，否则誓不罢休！那时我才多大啊？充其量十一二岁！现在回想起来，我都不知道为什么我那么小却又那么渴望城市！同时，我又深深地知道，要想实现这个目标，学习是我唯一的出路！所以，学习是我的一切。

转眼，我升入了初中，学习成绩在班上老是排在二三名，总拿不到第一。为了拿第一，我晚上在昏暗的灯泡下能学到深夜一两点，直到把白天的功课全记住。早上四点钟我就起床，为此，当时的班主任把我们教室门的钥匙放在他窗户外面秘密的地方，以方便我来取。可是我还是没能争到第一，得第一的同学是一个教师的姑娘，瘦瘦的，矮矮的。虽然我们俩关系好，可我心里恨死她了，恨得咬牙切齿，甚至想灭了她。现在想来，我当时怎么会那么恶毒！

初二时，霹雳来了。好像是在一次政治课中，老师让我们就一个问题进行讨论，我言辞激烈，长篇大论，其他同学好像都没说话，这时，突然出现了一个声音："你怎么老是这样霸道，今天我非跟你辩辩不可！看不惯你霸道的样子！"看着那位女生好像积愤已久的样子，我的脑子一下子蒙了，我没想到我是这么一个形象！这就是我的霹雳，从此以后，我的脑子就不属于我了，我控制不住它了。

看书的时候，脑子像是一面镜子，书的内容像是光线，全反射回去了，根本就看不进去书。

二、黑夜来临

勉强考上了高中，到了一所县重点中学，高一时我成绩还可以，能在班上排进前七名。但慢慢地就往后退了。这时，听一位同学说学艺术对文化课成绩要求比较低，三百多分就行，再加上我还比较喜欢音乐，无奈之下我选择了艺术专业。第一年高考，我文化课、专业课成绩全过线，并且专业课成绩全省排名第七，我喜滋滋地在家等通知，但终没等来。而班上另一位家里有门路的，专业课成绩远在我之后的女生却考上了。我愤而去找当时某师专的艺术系主任，是个油腔滑调的"大肚腩"，他对我说："你身高不够，我们要求 1.55 米，而你只有 1.53 米。"

在强大的残酷现实面前，无钱、无权的我无力回天，只得饮恨复读。我觉得我的笑声渐渐小了，话语渐渐少了，见到异性时会目光回避，好像眼睛余光要看他的下身一样，我羞愧难当，就尽量避免与男生接触。一种无力、无助、恐惧的感觉好像要袭上心头。接着发生的一件事犹如乌云压顶，彻底掠走了我心中那仅有的一缕阳光，我年仅 45 岁的妈妈因突发脑出血而瘫痪在床！我们姐弟三个都在上学，谁来照顾妈妈呢？当教师的父亲默默无语，请了假，回到家里照顾病中的妈妈……我家的天，彻底塌了下来。我还清晰地记得当年的一句日记："我的世界冰天雪地……"无助、恐惧彻底笼罩了我。面对残酷的现实，我如同一只受伤的小鸟，哀鸣着却无人能够听到。苍天有眼，这年的高考我终于顺利通过了，以文化课、专业课均为第一名的成绩被某省师范大学艺术学院录取。艺术系的女孩儿各个标致，我这个农村来的苦孩子宛如天鹅群中的丑小鸭，不由心生自卑。大一时，年仅 49 岁的母亲去世，我成了一个没妈的孩子，"没妈的孩子像根草"，我心中仅有的一点母爱的温暖随着妈妈的离去而烟消云散。孤独、自卑、无助完全笼罩了我。忽然有一天我发现我的眼睛不会直视对面的人了，好在这种情形只是偶尔出现，并无大碍。1997 年，我终于毕业了，被分配到了某市区的一个中学里。本以为在这里我将开始新的生活，没想到却是我人生噩梦的开始。

进这个中学的时候，我事先只跟正校长进行了沟通，没有顾及其他的领导，而这，就坏事了。开学一周后课表出来了，我惊奇地发现，课表上印的是我的姓，而不是另一个快退休的音乐老师的姓。我很高兴，就去上课了。下课后，我马上被叫到学校的教导处，一进去我就发现气氛不对。只见学校的副校长、书记、教导处的三个主任，还有谁我已记不清了，大约有六七个男领导铁青着脸等着我。

"谁让你来的？"

"谁让你上课的？"

"我们这儿不缺音乐教师！"

……

我像一只受了箭伤的鸟，仅听一声弓声就足以让我伤口开裂，这次的"男领导围攻"分明已经是一支带有致命毒药的箭了，它射向了我的心口，我被开膛破肚，心、胆、魂等随着那滩乌黑的血水全出了窍——我开始恐惧一切。

老想着自己得了绝症，喉咙不舒服，是不是喉癌呀？

老觉着自己说不定哪天就死了，每当路过花圈店的时候，要恐惧好长时间……

求生的本能告诉我，我必须离开这个是非之地。怎么才能离开呢？考研，考研，这是唯一一条有希望的路。于是，我发疯般复习考研，这时强迫观念终于发挥了一次正面威力，我的时间空隙被考研强迫观念实实填满……

考上了！2002年，我考上了某师范大学音乐学院的研究生，我长长地舒了一口气，重走在师大的校园里我感到前所未有的轻松！尽管这几年我"战功卓著"，论文、写书、赛教都榜上有名，学校领导也早已摒弃了对我的偏见，并且我已成为校级、区级、市级的骨干教师，但我却怎么也自信不起来，岂止是不自信，我的灵魂已经被吓得出窍了，没有了自我，有的只是无休无止的担心、恐惧。眼睛是心灵的窗户，没了心灵，我也只空留了两只黑色的眼睛。

我的导师是位德艺双馨的女教授，有一双犀利的眼睛和睿智的头脑，我对她敬畏有加。由于我的论文老能写出她所想的内容，并且文笔优美，导师对我很是疼爱。但越是这样，我越害怕她，我的眼睛始终无法正视她，眼睛的余光好像总看着其他的地方，譬如她的包呀，手机呀或其他任何东西……我始终纳闷，为什么我有一颗清白的心却有一双肮脏的眼睛？我痛苦，多少次都想到了自杀。有那么两次，推开窗户，我觉得我都要跳下去了，可想到孩子还小，我不能让她过早失去妈妈，我勉强坚强了下来。

更让我恐惧的是，我的恐怖出现了泛化，对单位领导、同事，甚至对学生，我都不敢去上课，曾有一阵我要想出门，必须携带一把刀给自己壮胆……我挣扎在对人恐怖、痛苦的深渊里，不能自拔。

在无边的黑夜里，我的光明在哪里？

去医院看专家，被诊断为社交恐怖症（对视恐怖）。医院给开了药，大把地吃，但没有效果。我开始上网查资料，偶然地，我发现了"施旺红"这个名字，第四军医大学（现更名为空军军医大学）教授。看到"第四军医大学"几个字，我觉得我的病已好了几分，国内顶尖院校啊！而施旺红，专攻社交恐怖症，并且是从"森田"的故乡——日本九州大学精神科学成归来，我意识到，我可能有救了。

三、他给了我光明

2008 年 12 月 16 日，陕西省心理咨询师协会邀请施旺红教授做"强迫症的自我调节技巧"的讲座，我知道社交恐怖症也是强迫症的一种，因此我毫不犹豫地报了名。

1. 牛顿也有强迫症

得强迫症的人，都有一种本能的抵抗心理，想去抵抗强迫症，而抵抗的结果是陷入"精神交互作用"的漩涡而不可自拔。放弃抵抗是治疗的第一步。施教授温文尔雅，妙语连珠，说了历史上的很多名人都得过强迫症，包括牛顿。啊！我长长出了一口气，这个世界遭受此种痛苦的人不止我一个啊！我找到了一点平衡，不留一丝痕迹，萦绕头脑的那层焦虑被教授轻轻地拿去了。

2. 教授鼻子上贴了个纸条

有强迫观念的人都把这个观念视为异物，想方设法要消除它，而消除强迫观念，那是不可能的，怎么办？只有接受，并无视它的存在，该干啥干啥，它自然就不存在了。教授拿出一张纸条，贴在了脸上，不知道教授有何感受，我看着英俊的教授脸上挂了个异物都有点难受，真想伸手把它拿下来。可教授跟没事人一样，依然神态自若，侃侃而谈，渐渐地，我也忘了纸条的存在，好像那纸条本身就存在似的。教授用轻松幽默、生动的方式诠释了"森田理论"的精髓：顺其自然，为所当为。有症状不用害怕，关键是对症状的态度。

教授的话令我醍醐灌顶，猛然醒悟了。我"当为"的事情太多了……好，我要马上做我该做的事。你只要做到"为所当为"，自然就"顺其自然"了。在这个过程中，痛苦肯定是有的，但为了生存，你必须忍受。我觉得，我的病好了。

3. 教授的短信

听完讲座回来，我就实施"为所当为，顺其自然"，该做饭做饭，该上班上班，安然无恙度过了三个月，到了今年3月份，我发现强迫症状又来了，见到人又条件反射似的害怕，于是，就给教授发了个短信："见到人老是条件反射似的不知道双手该往哪儿放，该怎么办？"

教授回信："现在反复练习新的条件反射，强化内心健康的条件反射，譬如见人就打招呼，微笑！反复练习，幸福就伴随着你！"

天哪！条件反射也能改变？也能建立？教授就是教授。巴普洛夫能建立一个狗听到铃声就分泌唾液的条件反射，可见条件反射是反复训练的结果，只要反复训练，任何条件反射都能建立！这就是施旺红教授！

我当即给教授回信："施教授，我的病已经好了，您知道是什么时候吗？是您对我说'现在反复练习新的条件反射，强化内心健康的条件反射'的时候！"

我的病好了，我见人就条件反射似的微笑，并且买了很多书，施教授的《社交恐怖症的森田疗法》《战胜自己——顺其自然的森田疗法》《轻松告别抑郁——森田养生法》，弗洛伊德的《梦的解析》，李子勋的《幸福从心开始》，郑建斌的《身价——社交的潜规则》，等等。

上帝给了我挫折，同时也给了我礼物，施教授就是上帝给我最好的礼物，同时，我也对人类心灵产生了浓厚的兴趣，我要去探索！亲爱的施教授，再次深深地谢谢您！

黑夜给了我黑色的眼睛，是敬爱的施旺红教授为我带来了光明！

命运指给你的路，再难也要走下去

——记我的"社恐"痊愈之路

朝花夕拾

年近 40 岁的我在与社交恐怖症搏斗了 20 多年以后，直到今天才有底气写下这篇文章，敢于把自己的经验分享出来。如果我的感悟能够对大家有所帮助，那将是我最大的欣慰，也是我这段苦难生活的最大意义。

首先非常感谢施教授能够给我这样一个机会，让我来和大家交流我这些年在与神经症斗争过程中的心路历程，其次也感谢各位老师在网络森田疗法学院的默默奉献，可以说正是他们的爱心与坚持让我们有了这个共同的精神家园。相似的痛苦让我们走到了一起，共同的使命让我们风雨同舟。在此，我也希望我的经历能够传递更多的正能量。首先，我简单做一下自我介绍，我今年 40 岁，职业是高中教师。我是一名社交恐怖症患者，同时也患有强迫症，并且时常陷入抑郁。我得神经症迄今已有 20 多年的时间，人生能有几个"20 年"呢？在这 20 多年的时间里，我不仅浪费了大好年华，也耗尽了自己的精力，精疲力竭，生活中时时刻刻都受到强迫症的困扰，内耗极大。神经症的暴发一定是有它自己的温床，请允许我先讲一讲自己的成长故事，大家也看看我们身上是不是有共同之处。说起历史，字字血泪，虽然病程迁延太久，可那些痛苦的场景却像发生在昨天一样，历历在目，烙在心头，它改变了我人生的轨迹，让我的人生步履维艰。

我想社交恐怖症患者大概都有一个不太完美的童年，童年生活在我们身上留下了难以磨灭的印记。回忆自己的童年，我觉得自始至终都背负着压力，活在一种不安全感中。这里面可能有遗传的原因，也受父母之间紧张关系的影响。我的父亲是一个生性懦弱、但是在家里又想树立权威的人，他经常酗酒，然后和母亲吵架，而我只能可怜地缩在一边。父亲的脾气与他的经历分不开，他 8 岁时就成了孤儿，爷爷去世，奶奶改嫁。即使爷爷在世时，爷爷也是脾气暴躁、爱赌博、打老骂少，曾经把他的父亲活活气死。父亲本来还有个妹妹，可是我这个姑姑三岁时，在一场雨后，被院子坍塌的围墙砸在下面，没再醒来。我想父亲小时候一定是极其缺乏安全感的。父亲后来一直过着有上顿没下顿的生活，还经常被村里的孩子欺负。当然，父亲从来不和我跟弟弟提起这些，他习惯于把这些事装到心里，也习惯于自己一个人扛起生活的压力。因为我们家的收入来源主要是靠父亲，他经营了一个小作坊，加工医院化验室用的试管等玻璃仪器，母亲打打下手，负责清洗、刻度等。我的母亲是一个非常强势的人，对我总是很严格，习惯于摆出一副说教者的姿态，习惯于以道德的标准来评判别人。我很少从她那里得到表扬，所以我很内向、很自卑。我想母亲心里是不是也有某种不满。她上学时本来成绩非常好，因为家里突生变故，姥爷的腿摔折了，所以初中只上了一个月零三天便辍学在家，担起家里的重任。她经常跟我们说起这些，我觉得是不是她也对当年的经历留有遗憾。我小的时候父母经常吵架，每次吵完架，我都夹在中间，不知道该和谁亲近，他们还经常问我如果离婚了，我选择跟谁，尤其是我妈妈经常说要不是为了我，她早离婚了。于是我不得不经常去劝两个人和好，现在想来这是我的错吗？在这种环境下长大的孩子，大概会很容易看别人的脸色行事吧？

童年的记忆中总有那么几件不愉快的事情。记得有一次，晚上十点多了，父亲酗酒回家，记不清和母亲为什么吵了，最后就是掀被子，说什么也不让我们娘俩在家住了，于是我和我妈无奈地被赶出家门，在漆黑的夜色里朝着二十五里外的姥姥家走去。半路下起瓢泼大雨，一路上我只记得路过了一辆拖拉机，听着它的声音由远而近，驶过身边，伴着昏黄的灯柱又消失在雨中。那时候我还不懂事，换作是成年的我，心里大概很绝望吧。然后要经过枪毙犯人的刑场，母亲好像有一点点害怕。最后在姥姥家村外的那座桥上，母亲说要跳下去，我抱着她的腿央求她不要跳。这件事就像发生在昨天一样，特别清晰。另外一件事，我记得是在我二年级的时候，那时候父亲还没有经营起作坊，家里条件不好，在看过一次马戏表演后，听说他们打算把我送到马戏团去，当时觉得非常害怕。童年我就这样一直在没有安全感的时光中度过。

再来说说我的学生时代。现在回忆起学生时代，我觉得自己真的是一个特别听话的学生。父母把期望全都寄托在我身上，但我不属于那类聪明的小孩，在小学四年级以前我的成绩一般，一点都不突出，到了五六年级成绩才好一些。想想自己小学时就容易多愁善感，遇到雨天就不愿意去上学，别人说自己就生半天闷气。在学校也没有安全感，记得有一次和一个女生开玩笑，然后她说明天叫她爸爸来学校找我，因此我心里就特别忐忑不安。另外初中时我在大街上遇到一个醉汉，要打我，幸好他的朋友挡着我，当时真是快被吓死了。除了一些客观的经历外，小时候父亲出差经常在火车上带回来一些杂志，上面充斥着暴力及一些情色内容，基本上都是胡乱编造的，看过这些之后，我总是感觉这些危险就存在于自己身边，所以遇事全都是往最坏处想。比如我听父亲的朋友说某人的眼睛不小心被气枪打瞎了，生活不能自理，我就会担心自己和别人打架时眼睛受伤，然后自己无法谋生，沦落街头，甚至最后饿死。比如对我影响深远的一件事，街上的一个小混混欺负我弟弟，事后我找到他，要教训他一顿，结果正好他的叔叔还有哥哥赶来，我被打了一顿。记得我走的时候，他们在后面拿着砖头追我，我那时特别害怕，这个问题我一直纠结了很多年，我纠结的原因是我要自己勇敢不能退缩，但是我又害怕，这个问题一直萦绕在我的头脑里，折磨了我很多年，直到找到教授才化解了这个问题。

初一时，我的成绩非常优秀，一直是班里第一名，期末考试全校第四名，数学和英语都是全校第一。可就是这样，我记得父亲似乎对我还不满意，我一开始对父亲说我考了第三名，后来说搞错了，是第四名，我至今依然清晰记得，父亲当时就面露不悦，我觉得自己也有先天的敏感素质或者说是森田质人格。那时候对自己要求就有点完美了，我们学校作为高考考场时，我听说高考时写错就不能改了，我就有一段时间为这件事忧心忡忡，心想怎么可能不写错呢？于是很担心。初二时虽然我在班里仍是第一名，但是感觉自己上课时精力不像以前那样集中了，我把这当成一个问题并为之苦恼。其实人都有开小差的时候，但是我经常自责，到了初三，我神经质人格的发展已经完成了量变，终于一件小事拉响了导火索。那是在初三刚开学没多久，我依然非常清晰地记得在强迫症暴发前的那几天，我的学习状态奇好无比，对学习上的每个问题总能研究得很深刻，我在追求那种在学习上无所不会的状态。记得那时去上晚自习，走过教学楼的拐角，看着艳丽的花，憧憬着美好的未来，我想我要考北大、考清华。依然记得那个上午第三节课化学老师在讲台上讲课的神情和内容，在讲碳酸氢钙的合成原理，我脑海中突然浮现出一个想法，就是我后排的那个女生总是爱问我问题，越看越像是喜欢我，然后我的脑子瞬间就空白了。这可怎么办啊，我还有远大的前途啊，我要好好学习啊，她喜欢我影响我的学习怎么办。我极力想排除头脑里的这种想法，但是这种想法在脑海中萦绕不去。我记得那天中午我回家之后反复地洗手，内心有难以言说的焦虑。下午去教室上课，物理老师在台上讲课，每个字好像到我的耳边却进不到我的脑子里去，硬往里边装但是却装不进去，那种听不进去的感觉真的是太深刻了，它就像是一枚印章深深地刻在了我的心里。我小声地骂她，不理她，我在想为什么会因为这件事而影响学习？现在想来，完全是自己错怪了人家，我太偏执了。直到毕业我们再没有说过一句话，现在觉得好可惜，这本来是一种美好的情愫啊。就是从那时开始，我无时无刻不在想这件事情怎么解决，现在想来其实是我喜欢她，而对我来说这又是不道德的，我想消除这种矛盾，可是越想就越固着于此。这个问题困扰了我初三一年，我觉得自己的初三几乎荒废了，一年什么都没学，幸好自己初中前两年打下的底子硬，中考都不知道是怎么考下来的，都不能进行正常思考了，只能用自动浮现在脑子里的那些几乎形成条件反射的知识来作答。我考上了一所中专，但我没去，凭借这个成绩去了我们县里的高中。那年暑假我还去参加了一个在清华举办的"化智牌"化学竞赛，比赛时，我感觉自己跟跑龙套的小角色一样，只记得自己回答不上来问题时的窘况。初次去北京，我竟然没有感到一丝兴奋，正如朱自清在清华园里写就的《荷塘月色》中描写的那样："热闹是它们的，我什么也没有。"从北京回到家里，还记得有一个亲戚正好来家里，夸我去参加全国的化学竞赛，而听到他的表扬，我不仅没有自豪感，反而觉得自己的表现差极了，我心里的苦衷无从诉说。

转眼间我上了高中，高一时，尽管已经和那个女生分开了，可是我心里依旧想要一个答案，这个问题到底怎么解决？怎么样才能不影响我的学习？这些问题时不时就会浮现在我的脑海里，我感觉没有一刻集中精力学习过。我一直想一直想，直到又出现了一件对我影响更深远的事情。高二时，我和同桌关系比较好。我是那种善良胆小但是又有点自我的人，什么事都爱往心里放，太在意自己的感觉。一件小事改变了我的人生。有一天放学后，因为值日生要打扫教室的卫生，所以我们都把凳子搬到桌子上以便于打扫。我把凳子放在了桌子上后，我的同桌也把凳子搬到了桌子上，并且我感觉弄出的声响比我刚才的大，我在想这是不是对我有意见，但是我又不敢去问，说不出口。于是我就逐渐疏远了他，可能他还纳闷，不知道为什么我不再理他了。后来，他调座位去了教室后面，从那以后我觉得他那边总会弄出一些声音来，好像是故意针对我的，上课我回答问题时也会听到他那边弄出的声音，坐下时也感觉那边有声音。印象最深刻的一次，我一进教室坐下，后面那边就有人把书往桌子上一扔，发出很大的声音，我觉得害怕极了，现在都记忆犹新。我真想去找他干一架，但是又没有正大光明的理由，我觉得我不占理，盼着他来找我，然后和他大干一场。说到底还是胆小，我宽恕不了自己的胆小。从高二至高三毕业的这段时间里，我觉得自己天天过着痛不欲生的生活，有时候早晨醒来就开始哭，觉得真的是压抑得很。那时候我感觉自己学习效率很低，就把自己天天封闭起来，把所有的精力用在学习上，下课除了上厕所也不出去玩，早晨尽量早来教室，一定要保证有足够的学习时间，不能输给别人，文科背诵的东西多，记不住我就使劲抄写，一节课能抄写十多页纸。当然根本也记不住，现在想来在高考压力和自己执着性格的促使下，我已陷入了非常严重的精神交互作用。这种精神交互作用随我度过了高中的大部分时光，我的日子是暗淡的，精神是萎靡的，那时候也不知道是什么原因，也没有胆量辍学，想转学也不了了之。所以只能坚持，期间也想通过写日记来排解情感，但是无济于事，自己根本不明白是怎么回事，所以每天都是从忧愁中醒来，又在身心疲惫中睡去。经常急地掉下眼泪来，尽管自己高中也有一两个关系比较不错的朋友，但是和人家说了，人家也不当回事，因为他们体会不到我的痛苦。我一方面承担着来自学习的压力，一方面又背负着巨大的思想负担，但是我比任何人都刻苦，同学赞扬我有定力，哪里知道我心里在翻江倒海，无时无刻不在担心后面有声音响起呢？那时候的学习效率非常低下，记不住东西，就是靠时间磨。尽管这样，成绩还是在迂回曲折中进步，尤其是数学和外语。总成绩排名从入班的中游到最后高考时排到了班里的前三名，大家可以想想我是怎样过来的。我和别人讨论起自己的高中生活时，我常说我没有十分钟不想这个敲桌子的事情，大家能想象出我痛苦到了什么程度吧。

1998 年我参加高考，具体的过程不再细说，考完后一身轻松，我对同学说尽人事、听天命吧。成绩出来以后，还算可以，我考入了华中师范大学中文系，其实本来是想学英语的，但是成绩不够。9 月份去学校报到，武汉的天气十分闷热，去了就是军训，苦不堪言，我依然深陷症状中，拖拖拉拉，脑子常走神，连走正步都感觉动作经常做不到位。入学不久，我依然对英语抱有浓厚的兴趣，十分刻苦地学习英语，就想考第一，成绩在班里排前几名。然后有个男生英语成绩排到了我的前面，我就把他当成了自己的竞争对手，感觉看这个人也不顺眼了，加上自己又不爱说话，所以也一直憋着。这个同学比较活跃，担任班长，成绩还不错，有时候爱说些略微带刺的话，其实现在看来完全不算啥，但是我就是特别纠结。再有，就是上课时，他有时候会在后面咳嗽，我对那个声音特别敏感，做什么事都不能专心，老想着后面那个声音什么时候会响起来。我老是认为他的咳嗽是在针对我。甚至中午在宿舍睡觉时，我一翻身，他也翻身，我也认为他是在针对我，记忆特别深刻的是有一次我从中午在床上一直躺到下午居然没睡着。我又陷入了精神交互作用，我知道我的精神交互作用来自我的敏感及极度缺乏安全感。我生平第一次走进了心理咨询室，跟咨询师说，我老是感觉那人说话针对我，在骂我，她说这是他的不对，你可以去找老师。但是我也没有直接证据，总是似有似无，说不清楚，再加上自己胆小，所以这件事也就不了了之了。大学四年基本上可以说我是在虚度光阴，一直为此事困扰，总想找个解决办法，总想自己不去在意多好，其实越想消除症状，不就越会促进精神交互作用吗？

毕业后我被分到了我们市一中工作，市一中是我们全市最好的高中，工作压力非常大，有时候确实很痛苦，怕和人产生冲突，严重时在人群中会感到恐惧，并且我每一届学生中都会有一个漂亮女生让我心动，想入非非，自己不敢和人家对视，痛苦不堪。于是我也开始慢慢寻找治疗的途径。首先，我去了我们市里的精神卫生中心，这个精神卫生中心几乎已经出了城区，在一个位置偏僻的环城路旁边。我去里面找了两个所谓的专家，第一个给我做了明尼苏达量表，然后说我是抑郁症，让我服用氯丙咪嗪片；

第二个说我是强迫症，让我服用盐酸帕罗西汀片。我服用这些药后有时候非常困，没课的时候经常会跑到宿舍睡觉。后来我一直去找这两位专家，专家后来也不愿接待我了，他们也没有什么办法，一个说你要不住院吧。可不工作不行呀，我没住；另外一个说你这没事，好好工作，你这人再坏也坏不到哪去，不要担心和别人起冲突。之后我又去了我们市人民医院的精神科，一个年近六十的医生接诊了我，他还是给我开盐酸帕罗西汀片，并推荐我看弗洛姆的《爱的艺术》，说你要放开，你看我就爱和别人开玩笑，特别受人欢迎。我回去买了本《爱的艺术》，到现在还在我家书柜里放着，只翻了前面几页。我心里想大医院的医疗水平可能会高一些，于是我又去了山东省精神卫生中心，我跟医生诉说了我的苦恼，她说你不如把精力多放在工作和家庭上，想那么多干什么呢。从那回来后，我在 2005 年暑假吧，去了北京安定医院。排了很长时间的队，一个医生听我说完了我的经历后，只是简单地说你这个问题要追溯到你的童年去分析得出答案，至少是在你三年级之前，我想这不是扯吗？这不过是一种搪塞罢了。无奈之下，我又回来了，真是一无所获。后来中央电视台开始播放心理访谈，我一集不落地看，我想在里面找出跟自己相似的病例，但是没有啊，不过那时候我开始崇拜李子勋，买了很多李子勋的书，也看了他关于强迫症的论述，那些内容至今我还记忆犹新，可是那种纯理论，对我一点儿也起不了作用，它并不能用来指导我的实践。我依然整天感觉浑身无力疲惫，做什么事都心不在焉、拖拉，人很懒，头脑里面各种负面想法太多。2007 年我在网上了解到一个南京的心理咨询师，我把我的情况和他说了之后，他对我进行了系统治疗，其实就是完全参照吉尔伯特的《走出抑郁》来治疗，开始的时候我觉得他非常亲和，也能理解我，但是随着时间的推进，我发现治疗并不能消除我的烦恼，于是我又放弃了。后来我就自己看书，看过精神分析的书，像卡伦·霍妮的书基本上全看了，看佛学的书，看中国传统文化经典，看《圣经》，还去过教堂。看张德芬的书，看内在小孩疗法相关的书，看关于意象对话的书，这些书能够安慰自己，能够让自己心情获得一时的轻松，但是它解决不了神经质的精神交互作用啊。想想自己小时候就特别犟，别人惹了自己就很长时间不高兴，这不就是精神交互作用吗？看来自己真的是有先天的神经质素质。在这里需要特别提及的是我曾经花了很长时间去看禅修内观方面的书，并且在 2013 年 6 月经人介绍，参加了华南内观中心的十日课程，它主要传授的是葛印卡老师的观呼吸课程。在课程中心要每天四点起床，观呼吸、打坐，我天天困，我曾向那里的大师请教过，他说我这是被无明困扰，几天下来，我并没有什么特别的收获。在禅修期间，我还看了焦谛卡的《炎夏飘雪》，还有德宝法师的《观呼吸》等。可问题是越努力只会令我的症状越重，根本解决不了我的精神交互作用。我依然改变不了自己那种自卑、敏感又好强的性格。为了增强自己的安全感，我还去我们这里的泰拳馆短暂地练过几天泰拳，因为本身不是真正的喜欢，所以练了一段时间就不再练了。我的这种性格已经伴随了我很多年，从小就打下了牢固的底子，想撼动它谈何容易？总体上我感觉这些东西都是一些唯心的东西，是空洞的理论，是虚幻的空中楼阁，很多人有病乱投医，被人忽悠，被人催眠。至少我看到内观中心里大部分人都有心理问题，都在盲从，那里面没有几个人脸上挂着笑容。在内观中心我宿舍里的另外一个人就是遇到了严重的家庭矛盾。不能说学习内观没有用，也不能说精神分析没有用，至少想用它们来矫正神经症人格，恐怕效果欠佳，我劝大家还是慎重。我们这些人容易钻牛角尖，一旦感觉某种疗法有用，就执着地去研究，想要用它来治好自己的病，非要搞得头破血流才罢休，其实大错特错，如果不是这种执着的性格，我们还不会这么痛苦。说到底，神经症它不是病啊，而是一种不能适应社会的性格，是一种阻碍我们追求幸福的人格啊，其实也正是因为它的存在，提醒我们，是我们的性格出问题了。这中间我还去参加过格式塔疗法的工作坊，谈及我缺乏安全感时，导师说你能不能把现实和想法分开，好像使用了一种什么技术，让我感觉自己的外面好像有一层玻璃把自己与外界隔开了，然而这种感觉在我身上又成了自己去努力追求的状态，它又成了强迫的对象，强迫真是无处不在啊。十年前，我也曾经接触过森田疗法，起初效果挺好，看森田的书，看曲伟杰老师的讲座。但是后来我把"为所当为"当成了治病的良药，当成了对抗症状的良药，想靠"为"来消除自己的症状，于是又重新陷入了精神交互作用，很快就又焦头烂额了，那次被伤得不轻。被伤过之后，这些年基本上就把森田疗法放下了，中间偶尔翻看过几次森田疗法的书，但是看不懂。我自己总结为因为自己过去不好的习惯已经太久了，在突破的过程中会遇到很多的困难和误区，如果没有老师指导的话，恐怕很难走出来。

今年暑假，因为面临工作上的变动，这次我终于坐不住了。在今年之前将近四年时间里，因为被借调到另外一个学校教复课生，压力不是很大，离家近，时间很宽裕，没有各项硬性的常规检查，有时间打打球，锻炼身体，所以在这几年的时间里，症状虽然也令我痛苦，但是我并没有那么大的决心去真正面对自己的心理问题，没有下狠心要去解决，反而过得比较悠游自在，成绩说得过去，客观上这边对成绩要求也不高。而这次工作调动把我调到了我们学校新校区，离家二十里路，要担任班主任，之前也担任过班主任，那也没啥，但是到了这边不一样了，每次考试，我们要求学生总成绩都要考我们整个地级市全市包括十多个县在内的第一名，并且还要遥遥领先，所以我觉得自己的压力瞬间大了起来，费了一番劲也没能留在老校区，只好来这边。我在来之前的日子里，仍然是带着症状在生活的，经常陷入一种轻度抑郁的状态，做事爱磨蹭，效率低，而我又特别不满意自己。这么多年，我一直带着症状，本来制订好的暑期旅游计划也取消了，没心情，不愿意去。我开始在网上寻找治疗的途径，一个偶然的机会，在一个强迫症的群里，看到一个咨询师发的一些关于强迫症的理论，我被吸引了，我想就是他吧，这个人大家可能也熟悉，但是我不方便透露，毕竟这段极其痛苦的经历让我真正懂得了那种上天无路入地无门的绝望，如若不是施老师在绝望中拉了我一把，现在的处境我不敢设想。我找这个咨询师付了三个月的钱，可咨询了一个半月我就中断了咨询关系，也许是自己的悟性不行，也许是自己的耐力不行。但是在这里我想忠告各位朋友，咨询师的水平真的是参差不齐，我不能说人家忽悠，但是我没坚持下来。这段痛苦绝对令我永生难忘，可我从心里也感激他，如果不是他令我如此痛苦，把我逼上绝境，我又怎么会遇到施老师呢？那位咨询师对我的指导以日记为主，语音聊天大概一周一次吧，不管我多痛苦，都告诉我要忍受，要觉知症状，不要陷进去，不要追随它，继续做事去，他不跟你讲道理，只叫你一味地忍受，然后从日记里边看你有没有投入生活，如果投入了就鼓励你继续生活，如果发现你还在为那些想法痛苦，就告诉你不管它，觉知它，去生活。我只觉得他就是让你按照他的来，对你脑子里的任何想法都置之不理，认知的改变才会带来情绪和行为上永久的改变，不改变你的认知，生硬地去做，这真的会有效果吗？森田理论里面不是也说过，只有理解了，才会更好地接纳森田吗？森田不是生搬硬套，施老师提倡生活中的森田疗法，而不是照搬理论。照搬理论，拘泥于理论，只会让自己更加苦恼。我感觉这位咨询师的治疗里面可能会有一些禅修方面的东西，但是我不认为他真的懂强迫症。有的人，比如牛角尖子钻得厉害，你不大致让他明白他的担心是多余的，只让他去做，他永远也解不开这个疙瘩。所以我说禅修治不了神经症，奉劝大家把心理治疗和禅修划清界限。也许禅修对修养身心有好处，但对神经症患者来说，只会让你越陷越深。当了班主任以后，我每天早晨五点半起来赶到二十里外的学校，然后立即去操场，陪着学生一块跑操，跑完操，大汗淋漓地赶去食堂吃饭。那时候根本吃不下去饭，可是不吃也不行，这边过了饭点根本没有饭吃。有时候自己觉得心里特别堵，然后就去外面的小吃摊随便吃一点，这边的小吃摊上全是一些建筑工人，饭的味道也不算很好，可是我实在太讨厌学校的氛围了。下午和晚自习的时间，我也经常一个人跑到校外去散心，看那路边开的艳丽的花儿，反而觉得那是一种凄美；看那放学归来的小学生，心想为什么他们的脸上会绽放如此美丽的笑容？我实在不愿意回到学校，因为我一回到学校就要面对我的症状。

彼时我症状很多，今天主要谈第一个，是我不太敢和我们班的一个女生对视，我觉得她长得非常漂亮。这个女生，我起初并没有注意到，有一段时间，我看她时，忽然发现她一直瞪着大眼睛看我。开始时我并没有在意，但是连续好几天我都发现她在看着我，而且她的眼睛那么漂亮，我就在想她会不会是对我有点意思，跟初中时很像，是吧？当然我现在知道其实这是一种投射，是我喜欢她，就像班里也有女生经常问我问题，也是瞪着大眼睛看我，而我却不放在心上，然后我就觉得自己不敢看她了。这种情况，我每教一批学生都会遇到，因为之前感觉压力不是特别大，所以一直就这么上着课，自己不敢看，不敢面对，非常尴尬。但是现在不行了，换了新的环境，新的领导，而且家离得远上班又累，所以我变得非常恐惧去上课。我是当老师的，往讲台上站，不能不看学生，一看下面的学生，我就有种想看那个女同学的冲动，然后我又告诉自己不能去看或者说自己不敢去看。因为我觉得这样是不道德的，我想她一定会从我的眼神中看出什么来，甚至会看出我内心的一些想法，我就觉得自己是不道德的。多亏遇到了施老师这样一位仁者、智者，否则，我的班主任工作可能真要辞掉了。施老师告诉我其实这是一种正常的反应，爱美之心人皆有之，施老师还给我放了一小段录像，让我明白很多人在遇到美女时可能都会不自在，但是人家没有这么高的道德感。施老师说，这其实是一种心动的感觉，你有这种感觉说明你还年轻，他告诉我这其实是一种好东西，是金子一般宝贵的东西，但是你把它当成大便了，想是没有错的，你知道自己做到不去打扰她，不去影响她的学习，你就是一个伟大的人，一个高尚的人。一个人有抢银行的想法，但是没有去做，你说他告诉警察，警察会抓他吗？这期间，那个学生的成绩不见起色，甚至还有些退步，我又觉得是我影响了她。施老师说，那你有没有给人家写信，有没有对人家表白。我说没有啊！施老师说那你怎么说和你有关？根本没有关系。并且施老师告诉我，感受这种东西其实是动物的行为，没有什么高尚低下之分，而且你眼睛朝那个方向去看，怎么就能影响她呢？施老师告诉我，这是典型的自动化思维，夸大了问题的影响，道德感太高了。施老师让我自己对照着他发给我的自动化思维及应对办法去分析自己的负性自动思维，最初处于症状之中，写日记没有坚持下来，但是也在间断地写。施老师鼓励我大胆去看，渐渐地我就不把这当回事了，该看的时候就看，我对自己不再苛求完美，不再有负罪感。我们这一类人总是习惯性地揽起责任，一个是道德感过高，一个可能是自我边界不清，没有安全感，导致心理能量泄漏。渐渐地我懂得了，这个世界上有三种事：别人的事、自己的事、老天的事。我们不要给自己背负太多的责任，我们不是超人，我们能做好一个平凡的人就不错了。记得曾经看过黑溪的一句话："什么事情太好就不是很好。"原来不懂，通过跟随教授学习这几个月，而且结合自己的实践，有了新的领悟。其实就是不要苛求完美，这句话绝不是一句空话，我们只有在不断的实践中才能去锻炼自己，只有通过不断地行动才能去打破精神交互作用，只有通过不断地写日记才会让自己一天天成长。说实话，开始时身陷症状之中，对写日记我很抵触，这可能是神经症患者固有的自负，一方面自卑一方面又极其自负。但是慢慢地养成了写日记的习惯，我发现生活中可以感悟的事情特别多。坚持写，坚持观察，观察自己，观察别人，观察社会，你就会不断地学习到新的东西。通过施老师给我的咨询，我发现自己更喜欢去观察自然的东西，观察自然之美。施老师说人是得了病的猴子，我想说现代社会让我们人类异化了。尤其是我们这些强迫症的人，没有在这种异化面前调整好自己，丢掉了那个原本晶莹剔透的自己，成了一个"畸形儿"。想想我们童年的时候会在乎这些所谓的症状吗？不会。因为社会给我们灌输了太多的道德观念，这些都是人制订的，是用来约束人的，不应让它们约束了自己的天性。

最后，我总结强迫症康复的关键在于打破精神交互作用。一是别太当回事。很多事情没有那么重要，也没有那么严重。我们这些"社恐"的人太在乎别人的看法，什么紧张啦，脸红啦，羞涩啦，等等，其实就是陷入了佛教里所说的"我执"，太在意自己的感受，放不下自己，把自己的想法看得太重要了。别追求做事的效果，要看做没做，效果是控制不了的，但是做却是自己能掌控的。同时，也太看重别人的反应，别人的反应是别人的事情，你不要太在意，你不知道别人心里想什么，别人也不会知道你心里想什么，那样只会让自己活得太累。神经症的朋友是不是顾虑太多而在选择面前陷入两难的境地呢？二是坚持行动。在行动的开始阶段，我们受制于自己的认知思维习惯等因素，肯定是困难重重，比如懒散、消极、提不起精神来等，但是我们不要太苛求自己，我们需要坚信行动的方向是对的，只要沿着这个正确的方向走，就一定会走出来。痛苦是必然的，这就是一个破茧成蝶的过程，只有努力地行动才会让恐惧弱化。我们要坚持，除此之外我们没有别的办法，要沉住气，即使过程中会有反复，不好的情绪来了之后就会胡思乱想，就会陷入纠结之中，这时候很多人就会依赖于森田理论，抓住理论不放，可以说基本上没用。我以前也特别容易陷入理论强迫，但是现在改变了，因为我知道理论只有通过实践印证才能变成自己的人生经验。森田理论是一个伟大的理论，但是任何伟大的理论都是来源于实践，同样实践才是证明森田理论最好的途径。森田理论给我们指出了人生的方向，这是源于森田老先生和诸多森田大家的经验，我们需要抛弃一种生活方式去学会另一种生活方式，需要去学习新的经验，所以我说森田疗法是一种生活的哲学。学习森田理论，热爱森田理论吧，它可以让我们拥有战胜困难的勇气，拥有"行到水穷处，坐看云起时"的气度，拥有"莫听穿林打叶声，何妨吟啸且徐行"的毫无挂碍，拥有随遇而安的生活智慧。这样我们内心的杂音就会少很多。在实践的过程中，大家不要着急，要允许自己出现这种反复，不要自责，我以前就是特别爱自责。我们不要去追求什么状态，坚持去实践，实践出真知，只有在实践中，我们才能适应这个社会，适应了社会，那些症状自然也就不会在意了，慢慢地它们就都会消失了。（2015 年 11 月）

沿途看世界
——写给森田质性格的我们

2018 秋季森田家园辅导班学员

大家好，同学们好，三位老师好！

我来自安徽阜阳，今年 23 岁。

没有谁的人生是一帆风顺的，总会有悲欢离合，总会有喜怒哀乐。我们的症状、痛苦、烦恼，除了去忍、扛、熬，还有更好的办法吗？我们这群森田质性格的人口中所说的症状就和我们平时打瞌睡是一样的，你是怎么对待自己打瞌睡的，就怎么对待自己的症状，打瞌睡就打瞌睡了，除了服从别无他法。森田疗法不是为了治愈自己的症状的，它的伟大之处也在于此，而其他的心理疗法，大部分都是以治疗患者为目标，打瞌睡你能治疗的好吗？自己问一下自己。

2015 年 6 月我接触到了森田疗法，加了网络森田疗法学院、森田家园、训练营、几位老师的群，群里还有免费的公益课，刚开始的时候我还有点不相信，感觉哪有那么好的事情，在做广告吧！所以我就在百度上搜索了一下群主施教授的简介，看到了第四军医大学（现已更名为空军军医大学）几个字。军医，这个词让我对森田疗法群信任感倍增，不再持怀疑的态度。那时候森田家园和训练营每个星期都有一次康复者的讲座，几位老师有时也讲，这是公益课，大爱无私。在群里我了解到原来受伤的不只是自己，人人都有各种各样的症状、烦恼。有的几个月、有的几年，甚至大半辈子的都有，感觉自己挺幸运的，才八九年还这么年轻就遇到了森田疗法，为时不晚矣！我是2010年开始被症状困扰的，2015年邂逅的森田疗法，在之前被诊断过抑郁症、强迫症。遇到了森田疗法后我知道了自己是社交恐怖症，和人接触的时候容易紧张。在遇到森田疗法之前的那几年，我活得就像一个酒鬼一样，整天晕晕乎乎的，把症状视为自己的人生大敌，深深地陷入了精神交互作用当中。现在回想起来都不知道那几年是怎么活过来的，被别人嘲笑是傻子、神经病。社交恐怖症嘛！本能地想回避人群，行为上有异常感。别人老是问我，哎，之前一个很活泼的小伙子，怎么变得不爱说话了，变得老实了，腼腆了，不爱和朋友一起玩了，有隔阂了。我也曾几次想过自杀，还好自己怕死，每次想到自己的父母，虽然我有一个姐姐，可姐姐迟早要嫁人的，如果我死了，谁在父母身边照顾他们，谁来陪伴他们，如果我死了谁能体会到他们内心的忧伤，帮我抹去他们眼角的泪水，为了家人我不能那么自私。还好这个念头就出现过几次，是死的恐怖把我留下来了，是我的父母把我留下来了。在遇到森田疗法之前我一直都在服药，遇到森田疗法以后，果断停药了。我告诉自己我没病，干吗要吃药，还要花钱，关键是还没有一点儿效果，药还没吃完，我就偷偷扔掉了。父亲带我去医院看病，母亲为了我求神拜佛，还有很多的过往我不想再提了，每当回忆起来，我心里就很难受，有种想掉眼泪的感觉，对于家人，我内心有很深的愧疚！与朋友也变得越来越陌生，是我远离他们，因为我怕社交，我怕人群，我怕别人看出我不正常，因为我……我伤了很多人的心，也疏远了很多人。快十年了，我的家人看着自己的孩子也跟着痛苦了快十年，人生又有几个十年呢，感谢苍天，还能给我弥补的机会，往后余生，让我来爱你们。

学习森田疗法是一个修行的过程，在实践中感悟，不要急于求成，悟性也有快有慢，就像学习骑自行车，有的人学得快有的人学得慢，每个人的悟性都不一样。就比如我吧，在学习森田疗法的这几年，走了很多弯路，怀疑过，迷茫过，甚至想放弃过，不是也坚持下来了吗？学习森田疗法更重要的是毅力和实践森田疗法的勇气！

下面分享一下我参加辅导班之后的感悟。

王老师交流课感悟：在和王老师交流的时候，感觉他能看到我的内心，我老是想和他说说自己的症状。我也有点理论强迫，想和他探讨一下理论的问题，他的语气加重了，他说："你不要和我讲森田，你要跟着我走。"从他的语气里我能感受到他的爱，他对我们森田质性格人群的爱。因为他受的折磨不比我们任何一个人少，我们的痛苦，他也感受过，他说我见人紧张，是太要面子了，爱追求那些表面的东西。我说我怕别人看出我不正常，他回答了一句："要是别人看出你不正常了，你能损失什么呢？"我问了一下自己，还是怕别人看出紧张来，除了这，我什么都损失不了，一想不管了，死猪不怕开水烫吧！紧张就紧张，人人都会紧张，别人看我不正常就随你们吧，只要自己看待自己是正常的就是最好的。课后我反省了自己，自己确实是死要面子的人，要面子也没什么，自己还没多大的本事。王老师的一句话说得很好，不是要面子吗？那就干出点成绩来啊！不要光说不练假把式。是啊，行动最重要。他用自己27年的强迫症经历和后面这些年的感悟，指引着我们这群人走向心理健康之路。27年啊！我才9年，这样一想，我这算屁大点事啊，而且我还这么年轻就遇到了森田疗法，遇到了几位老师。王老师看到不要伤心啊！想用您的历程，给学员们带来点鼓励和信心。所以要感谢症状，王老师不就在用症状带给他的启迪，诠释着自己的后半生嘛！大难不死，必有后福，这句话送给森田质性格的我们！

许院长交流课感悟：在辅导班我感觉院长担当的是一个班主任的角色，给学员布置作业，批改作业，给学员们答疑解惑，提前告诉学员，今天有课，跟学员们一起交流，分享课件感悟，很有班主任的责任感。和许院长交流的时候，感觉像是平时唠嗑一样，我感觉很放松，第一次和王老师交流的时候，老是想把症状和他说一下，交流的时候内心比较紧张，相比而言，第二次和许院长交流的时候内心要平静一些吧！平时院长和学员们在群里交流得比较多，给学员们发感悟，跟学员们互动。因为和许院长交流的时候，内心感觉没有什么疑问了，像聊家常一样唠会儿嗑，聊聊森田。我跟院长说了自己的症状，和他说自己喜欢上了森田疗法，和他说自己也有点理论强迫。院长问我："你是喜欢森田疗法还是不喜欢啊？"从内心说，我感激它，更喜欢这个疗法，感觉它太好了，像教授说的一样它确实能提高人的幸福度，因为它能让你积极地去面对所有的不适和烦恼，能让你学会面对它们的技巧。我和院长说我虽然喜欢森田理论，爱钻研它，但是我不感到烦恼，不想摆脱这种感觉。院长的一句话让我明白了我不是理论强迫，因为强迫的人都想摆脱掉自己的烦恼，我却没有这种感觉，没有感到学习理论给自己带来了痛苦和烦恼，而是感觉自己像一个学生，爱学习这不是一个学生最好的态度嘛！

施教授课程感悟：施教授的课程都是围绕着症状是什么，为什么，怎么办这三点来讲的，教授的课大部分都是一半时间讲理论，一半时间放康复者的感悟，放康复者感悟的目的也是为了让大家拿别人当自己的镜子，点醒梦中的我们吧！教授也说过只要能悟到第一点——症状是什么，基本上已经好了，不过知道了理论还是远远不够的，理论是来指导实践的，理论是从实践中来的，也要回到实践中去，顿悟是在实践中产生的，更重要的是要去体悟，一边实践一边体悟，症状不是患者的正常反应。有的人又会问什么才是人的正常反应呢？我这么痛苦，你跟我说这个有什么用，你首先要知道它不是病，什么是正常的反应呢？脑子里的想法，怕脏、没有安全感、担心、恐惧、害怕、紧张、睡不着觉、吃饭没胃口、心慌、头晕、头痛、脸红、手抖……人的正常反应多到说不完！夜晚走过坟地，内心里会害怕，见到重要的人会紧张，见到残疾人感到可怜，看到粪便会感到恶心。除了服从，还是服从，比如有高血压的人也会头晕，血压不高的人在天气热的时候困的时候也会头晕，首先要弄明白症状不是病！人的这些正常的反应呢，也就是森田疗法中所说的症状。我们的症状和我们人都会打瞌睡是一样的，你是怎么对待自己打瞌睡的就怎么对待自己的症状，你听明白了吗？这些症状，这些正常的反应，是我们无法摆脱和战胜不了的，我们只有带着它们去生活！在实践中启发，在实践中感悟。感悟到有这些症状，我依然可以去生活，甚至过上更好、更有质量的生活。顿悟就在前方，不要停下生活的步伐！

谁不是一边受伤，一边成长！

谁不是一面流泪，一面坚强！

人生说到底，百般的滋味要自己尝；难言的苦痛要自己扛。

拓展阅读

"社恐"康复语录

1. "社恐"不是病，疼起来真要命。

2. "社恐"朋友大多童年较不幸福，过着比较受控制的生活，心理感受很差。所以要学会拒绝别人的请求，保护自己的权益。比如说保持自己对某种选择的权利，不要让别人控制了你的喜好。

3. "社恐"朋友大多自尊心强，自信心不强，处处为别人着想，但容易丧失自己的权益。其实为自己着想的同时也就是在为别人着想。但也要学会尊重别人，尊重别人就是尊重自己。不要过分依赖别人，但也要为别人着想。

4. "社恐"朋友大多对自己的感受很敏感，比如说怕疼，怕被别人拒绝丢面子等。但同时对别人的感觉缺乏体察，所以容易给人造成冷漠、没有同情心等印象。

5. "社恐"朋友容易陷入某种虚荣心的依赖中，过分依赖于别人的评价，甚至为别人的评价而活，比如说特意要在某些活动中表现自己，这也属于病态的补偿方法，不建议使用。要培养自己对幸福的感觉，对社交本身的享受，以及培养真正的兴趣。

6. "社恐"朋友要多看新闻和历史，增加对人、对社会的了解是有好处的。不要好高骛远，不屑于做小事，其实做小事也能提高人的自信，要认识到自身在人类历史长河中的渺小。做好本职工作才是本分。养活自己就是养活了别人。

7. 不要在症状里过分纠缠，网络聊天要有节制，保持良好的生活习惯。承担一定的义务，对自己的身体负责，爱自己，爱家人。

8. "社恐"的朋友经常耽于想，懒于做，眼高手低。想和做永远都是两个概念，截然不同，想永远也不能代替做，不要以为想通了就是做到了，古人早就说过，"纸上得来终觉浅，绝知此事要躬行"。不管是"社恐"人格的人，还是普通人，生活就是要不断行动。

9. 我觉得还是要坚持目的本位，在生活中培养对症状的正确态度，无论有没有症状都不会改变我生活的态度。痛苦人人都有，但是普通人都会坚持行动。劳动辛苦，但收获是快乐的。努力寻找生活的意义，生活不缺少美，但缺少发现。努力去发现，去创造吧，在生活的风雨中，即使无法成长为参天大树，也要做一棵韧劲十足的小草。

10. 成长的四个过程：难受，忍受，接受，享受。

11. 要不说我们"社恐"患者的生命力特别顽强呢，其实就是生的欲望特别强。几十年"社恐"整不垮自己，看看自己的经历，包括群里的朋友谁敢说自己没有毅力。所以我认为走出来就得让自己彻底"死一回"，丢掉任何消除症状的幻想。

12. 给自己的状态一个所谓的标准去追求，那就很容易形成思想矛盾和精神交互。

13. 清代王永彬的《围炉夜话》有"处世三大奇书"之称，里面有个观点振聋发聩，发人深省——淫字论事不论心，论心千古无完人；孝字论心不论事，论事万年无孝子。而"社恐"患者常常是被虚假的道德标准所绑架，尤其是视线恐怖患者，见到美女时不敢直视，总认为不道德，而古人的话便是对这种看法最好的否定。

14. 症状来时怎么办？埋头干自己的事，节奏可以慢下来，心情可以平复一下，这时不要跟自己过不去，不要排斥当下的感受。心急吃不了热豆腐。人生是一场长跑，而不是百米冲刺。最有毅力的人也是笑到最后的人。

15. 焦虑恐惧等问题解决的能量全在自我身上，不要向外求。遇到解决不了的问题时，问问自己，自我就是答案。所有的外求全部都是南辕北辙。

16. 在乎什么往往就被什么所困，不管是精神还是物质层面的，头脑里的各种层出不穷的念头和想法，大千世界的名利权势，让它们来去自由，一切随缘。

17. 这一些年一直在外求，求安全感。最终发现从本我的角度解决不了问题，它太幼稚；从超我的角度也解决不了问题，它太追求完美。那就只能靠自我了。自我还解决不了症状，那就只好老老实实接受症状，去为所当为，这样反而状态大大提升。

18. 所谓自信，有三个层面：

第一，看到自己还做不到的；

第二，认可自己已经做到的；

第三，欣赏自己做得很好的。

19.在接受自己，面对自己和现实的基础上，一点点完善自己，别抛开自己来重建。

20.我们常说要接受自己，面对真实的自己，可是要看到这个真实的自己却要费点周折。一旦找到了，实践森田理论心里便多了一份底气，让我知道这么做是对的。相反，如果我们极力躲避这些痛苦，故作高人一等或者妄自菲薄，那就永远掌握不了森田理论的真谛，没办法做到事实唯真。

21.最近明白了人的痛苦其实都是轮回之痛，你追求快乐，就一定会有痛苦到来。"社恐"人格的人追求好的状态，就一定会对坏的状态特别敏感。想摆脱轮回之痛，就要跳出这种追求。生活中的磨难是最好的磨刀石。

22.困扰了几十年，痛苦了几十年，眼睛一直向外看，研究各种心理学和宗教，强迫抑郁交织缠绕在一起，就像一个高烧不退的迷迷糊糊的人，总是感觉哪里还差一点。直到今天，我终于明白是自己把那个脆弱的自我抛弃了，我找到了真实的自己，越脆弱越需要呵护啊！我们需要的是建设性地发展自己，而不是觉得自己一无是处。其实自己纵有任何不堪，也是自己最可靠的靠山。如果连自己都靠不住，就成了一具行尸走肉。让漂泊多年的灵魂回家，让流浪在外的孩子回家，以后无论多艰难，都要学会取悦自己，对自我不离不弃。

23.反省自己患上"社恐"的路，一是钻牛角尖钻过头了，自己还以为越深刻越好，沾沾自喜于自己的那点小聪明，其实聪明反被聪明误。过犹不及，凡事讲究一个平衡。二是不了解心理规律，把正常的当作不正常，非要消除并且固执地认为可以消除。二合一，"社恐"这个大坑自己就挖好了。

24.用行动去为森田理论作注解，而不是凭头脑中的想象来理解森田理论。

25.所有痛苦来源于分别心，好与坏，美与丑，多与少。心本自清净，对于我们的情绪我们也不要去管它，它就是自然来，自然去，你去管它，只会缠绕成乱麻，越使劲缠得越死。这不就是你往湖里扔石头，越扔越不能平息吗？

26."社恐"的康复也许需要经过一段漫长的时间，但再长的路，坚持走下去，总有走完的那一天。没有比人更高的山，没有比脚更长的路。

27. 森田疗法其实就是一种心法，要求我们切断精神交互作用，其实也就是破除我执，学着不断放下。人总是执着于某些东西，内在的感受和外在的事物，外缘不断变化，心就很辛苦。一颗心总在不断向外攀缘，其实这都不是心的本性，好比镜子布满了灰尘，我们要不断觉知、擦拭，恢复它的本来面貌。与其追逐，不如放下。

28. 对于症状（念头）而言，关注即存在，关注即放大。

29. 森田疗法培养了我对一些人、一些事无所谓的态度，以前自己可是什么事都往心里拾的主，别人一句话，自己能琢磨半天。人只要自己不伤害自己，谁也伤害不了你。

30. 烦恼就烦恼吧，痛苦就痛苦吧，任其自生自灭，烦恼便成了无源之水，无本之木，没有了继续滋长的力量。

31. 我们可以拥有做什么的能力，但是没有不想什么的能力。前者在意志控制的范围之内，后者不在意志控制的范围之内。所以症状的到来无法避免，以前症状一来，一紧张，大脑瘫痪，认为自己无法再思考了，做不了任何事情了，于是乎陪着症状打牌去了，然后输个精光。其实大脑仍有能力去处理生活对它所发出的指令。想想过去，我就这样被恐惧的牢笼囚禁了二十年，多么荒唐，多么可悲！

32. 一个人的改变从认识和接纳自己开始，坚实的自我是我们向更高层跃进和提升的基础。

33. 症状时隐时现，把它当成是正常的，反复体验症状的自然消退，这样就会渐渐轻松。

34. 森田疗法为什么强调行动？我觉得这一点上和禅学是相通的。拿得起才能放得下，品过才知滋味。你都不去行动，光在脑子里闭门造车，消除症状，这不是缘木求鱼吗？所以还是要在行动上寻求突破，然后在心理上才能看开。正所谓：藤杖一条，提得起才放得下；禅门两扇，看不破便打不开。

35. 人生最简单的一个事实就是只有好好努力，才会过上好生活。而我们"社恐"的朋友被症状束缚以后，天天围绕着症状转，忽略了这个事实。把攻击性转向自身，采取各种自毁措施，该焦虑的焦虑，该紧张的紧张，该低落的低落，然而我们依然要把能量投射向外部，而不是自责、自误、自贬。

36.痛到无处可躲，才知躲避不是办法。这么多年为什么一直起起伏伏，就因为一直在对抗或逃避痛苦的感觉。面对症状，我们不能逃避，要迎头而上，更不能对抗，老老实实，规规矩矩，对症状要随它来，随它走，不要人为减轻它，那只会弄巧成拙。

37.人活着不应该靠心情，而应该靠心态。

38.完美主义者在一个环节上能够追求完美,但绝对顾不了生活的整体。

39.精神交互作用就是我们抓住一个问题不放，要一个明确的答案或舒服的感觉，总想在头脑中寻找答案，明确告诉你，你所想要的只是种感觉，而非答案，你把心安在某个想法或念头上面，干扰了你的正常生活。心不需要安，心无所住。

40."社恐"是达成自毁的最佳途径，它总在解决自己不能解决的东西，就像一条贪吃蛇，我们用症状不停来喂它，而它的饭量越来越大，它永远不知满足。最好的办法就是不去管它，不去投食，为所当为，慢慢地它就消失了。

41.不管痛苦还是快乐，时间都会一成不变的流逝，与其沉溺在痛苦中，不如找点快乐的事来打发时间。当经过一段时间，回头看看，其实发现痛苦对你的影响并没有那么大，是你抓住痛苦不放。

42.真正伤害你的不是外边的事件，而是情绪，当你发现你左右不了情绪，带着它去生活，它很快也就会烟消云散了。你真正的敌人是情绪。

43.接纳是人生最好的选择，只有接纳了，才会认识它。承认自己的有限，才能向无限靠近一点点。

44.治疗"社恐"是个很漫长的事情，不能着急。

人际关系心理效应

人际交往是个体社会化的必由之路。交往的特点是人与人的相互影响。人在交往中总是拿他的所作所为和周围人的期待进行比照，从了解他们的意见、情感、要求中知道哪些该做，哪些不该做。把别人的行为方式、态度、价值观念等吸收过来纳入自己的人格组织，形成自己的世界观和个性。人总是在交往中不断调整自己的行为定向，使自己和他人更加相似一些。

正是交往形成了人们进行活动的共同性。一句话，一个人的人格和行为方式只有在交往中才能产生，没有人际交往，人永远只能是一个生物的人而不能成为社会的人。人际关系是一把双刃剑，处理不好就会影响人的正常生活、学习和工作，进而导致心理问题的发生。卡耐基先生曾说过："一个人事业的成功，只有15%是由于他的专业技术，另外85%要靠人际关系和处世的技巧。"

人际关系如此重要，自然我们每个人都渴望拥有一个好的人际关系，可是现实生活中总有很多的人际关系不尽如人意。孩子不听话，爱人不理解，同事闹矛盾……凡此种种都给我们的生活带来了烦恼。如何才能减轻我们的烦恼，让我们轻装上阵呢？其实，社交过程中有许多心理因素会影响人们在交往过程中相互理解，相互感知。如果适当学习人际关系中的心理效应知识，会帮助我们提高社交技巧，促进心理健康。

1. 首因效应

首因效应在人际交往中对人的影响较大，是交际心理中较重要的名词。人与人第一次交往中给人留下的印象，在对方的头脑中形成并占据着主导地位，这种效应即为首因效应。我们常说的"给人留下一个好印象"，一般就是指第一印象，这里就存在着首因效应的作用。因此，在交友、招聘、求职等社交活动中，我们可以利用这种效应，展示给人一种极好的形象，为以后的交流打下良好的基础。当然，这在社交活动中只是一种暂时的行为，更深层次的交往还需要硬件的完备。这就需要你加强在谈吐、举止、修养、礼节等各方面的素质，不然则会导致另外一种效应的负面影响，那就是近因效应。

2. 近因效应

近因效应与首因效应相反，是指交往中最后一次见面给人留下的印象，这个印象在对方的脑海中也会存留很长时间。多年不见的朋友，在自己的脑海中印象最深的其实就是临别时的情景；一个朋友总是让你生气，可是谈起生气的原因，大概只能说上两三条，这也是一种近因效应的表现。利用近因效应，在与朋友分别时，给予他良好的祝福，你的形象会在他的心中美化起来。有可能这种美化将会影响你的生活，因为，你有可能成为一种"光环"人物，这就是光环效应。

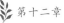

3. 光环效应

当你对某个人有好感后，就会很难感觉到他身上存在的缺点，就像有一种光环在围绕着他，你的这种心理就是光环效应。"情人眼里出西施"，情人在相恋的时候，很难找到对方的缺点，认为他的一切都是好的，做的事都是对的，就连别人认为是缺点的地方，在对方看来也无所谓，这就是种光环效应的表现。光环效应有一定的负面影响，在这种心理的作用下，你很难分辨出好与坏、真与伪，容易被人利用。所以，我们在社交过程中，"害人之心不可有，防人之心不可无"，需要具备一定的设防意识，即人的设防心理。

4. 设防心理

在两个人独处的时候，我们不时地会有些防范心理；在人多的时候，你会感到没有自己的空间，自己的物品是否安在；你的日记总是锁得很紧，这是怕别人夺走你的秘密。为了这些，你要设防。这种设防心理在交往过程中会起到一种负面作用，它会阻碍正常的交流。

5. 晕轮效应

晕轮效应又叫"成见效应"或"概面效应"。这是指当一个人对某人产生了良好印象或不良印象后便会以偏概全，以点概面，认为这个人一切都很好或一切都很差，形成了某种成见，好像月晕一样，把月亮的光扩大化了。产生晕轮效应是由于在人际交往中掌握有关对方信息资料很少的情况下作出总体判断的结果。成见效应往往会影响到人们的相互交往。如在一个集体里，当你对某人印象好时就觉得他处处顺眼，"爱屋及乌"，甚至他的缺点错误也会觉得可爱；当你对某人印象不好时，就觉得他处处不顺眼，"憎人及物"，对其优点成绩也视而不见。这种心理状态必然会影响到人际关系的融洽与和谐。

6. 社会刻板印象

指由于受社会影响，对于某个人或某一类人产生的一种比较固定的看法，也叫"定型化效应"。一般来说，定型的产生是以过去有限的经验为基础，源于对人的群体归类。如在人们脑子里，知识分子书生气十足，工人粗犷豪放，会计师都精打细算，教授必然白发苍苍。方下巴是坚强意志的标志，宽大的前额象征智慧，胖人心地善良，厚嘴唇则忠厚老实等等。

社会刻板印象在人际交往中有利有弊。一方面，它会导致在认识别人过程中的某种程度的简化，有助于人们对他人进行概括性的了解；另一方面，倘若在非本质方面进行概括而忽视了人的个别差异，就会形成偏见，作出错误的判断。在人际交往中必须克服上述心理偏见，要辩证地、发展地、全面地、历史地观察了解一个人，要加强相互间的交往，提高对人对事认识的广度和深度，从而提高交往的水平。

7. 交际中的"异性效应"

许多人可以在异性面前非常愉快地完成那些在同性面前极不情愿完成的任务，有时还表现得十分勇敢、机智，这种现象在社交心理学上称为"异性效应"。

在日常学习、工作和生活的交往中，如果能正确而恰当地运用"异性效应"，则往往会收到良好的效果。

在请求帮助和商洽事情时，"异性效应"不时闪现出独特的作用，尤其是俊男俏女，如果能合理地驾驭"异性效应"，则往往会取得满意的效果。

在一般情况下，一位漂亮的姑娘主动表示愿意陪着你坐一坐，聊聊天，任何一个心理正常的男子都不会断然拒绝吧？甚至反应迟钝的会变得思路敏捷；沉默寡言的会变得侃侃而谈，头头是道，滔滔不绝……无数事实证明，除了某些出于政治阴谋或其他肮脏目的而施用"美人计"外，一般来说，这种做法也有可取之处，有时候，这种"异性效应"还能使素昧平生的双方在事业和爱情上互相促进。

马克思曾把妇女比作"酵素"，指出没有妇女的"酵素"就不可能有伟大的变革。当然，我们所讨论的"异性效应"，是指男女之间的一种正常健康的交往心理反应。它与那种庸俗的挑逗是截然不同的，因为后者常常是没有教养甚至是心存歹意的行为，是令人唾弃的。换句话说，运用"异性效应"理论，最好适可而止，切勿让它高度"发动"而干出一些荒唐的乃至超生理负荷和有损于人格、国格的事来。

"异性效应"的作用有：

第一，可以进一步发挥其在社交中的作用。

第二，"异性效应"可以使人们更加自觉地注意自己的谈吐与服饰，做到交际时热情大方，礼貌得体，不卑不亢。

第三，"异性效应"可以避免一些不愉快的事情，诸如口角争吵等。

8. 名片效应

两个人在交往时，如果首先表明自己与对方的态度和价值观相同，就会使对方感觉到你与他有更多的相似性，从而很快地缩小与你的心理距离，更愿同你接近，形成良好的人际关系。在这里，有意识、有目的地向对方所表明的态度和观点如同名片一样把你介绍给对方。

有一位求职青年，应聘了几家单位都被拒之门外，因此十分沮丧。最后，他又抱着一线希望到一家公司应聘。在此之前，他先打听了该公司老总的职业生涯，通过了解，他发现这个公司老总以前也有与自己相似的经历。于是他如获珍宝，在应聘时，他就与老总畅谈自己的求职经历以及自己怀才不遇的愤慨，果然，这一席话博得了老总的赏识和同情，最终他被录用为业务经理。这就是所谓的名片效应。

恰当地使用"心理名片"，可以尽快促成人际关系的建立，但要使"心理名片"起到应有的作用，首先，要善于捕捉信息，把握对方的真实态度，寻找其积极的、你可以接受的观点，"制作"一张有效的"心理名片"。其次，寻找时机，恰到好处地向对方"出示"你的"心理名片"，这样，就可以达到目标。掌握"心理名片"的应用艺术，在形成人际交往记忆，处理人际关系方面具有很大的实用价值。

9. 心理距离效应

两只困倦的刺猬，由于寒冷而拥在一起。可因为各自身上都长着刺，刺得对方怎么睡都不舒服。于是他们只好离开一段距离，但他们又冷得受不了，于是又凑到一起。几经折腾，两只刺猬终于找到一个合适的距离：既能互相获得对方的温暖又不至于被扎。"刺猬法则"就是人际交往中的"心理距离效应"。人际关系在现实生活中是一种非常复杂和微妙的关系。人际关系处理的好坏，是决定你能否取得成功的关键。如何处理好人际关系？当你了解"刺猬法则"后，也许你心中就更有数了。最近生活上的忙碌，有点迷失了，变得有点急躁！或许面对太多要解决的问题，而显得心烦气躁！再也没有耐心听完别人想说的话或是重复的话题，便直接打断，甚至直截了当拒绝对方的要求。有时觉得做人，要像刺猬那样，当别人欺负到你头上来，便要使出你的求生武器来保护自己。但当人对你好时，便可暂时卸下武器，做回自己。希望生活不会让我以后变得不可一世，目无尊长，时时刻刻地把我的刺张开。也不要因脚步太快，而把赶不上的人弃之不顾。放慢步伐，多点耐心，少点脾气！

10. 木桶效应

木桶盛水量的多少，取决于构成木桶的最短木板的长度，而不取决于构成木桶的长木板的长度。木桶效应告诉人们：在学习和工作中，某一方面的片面发展或过分强调，并不会达到预期效果。只有各方面协调发展，共同提高，才能实现整体优化，提高效益。特别是加长那块短板的长度，对提高整体效益尤为重要；教师在教学中要善于"识短"，勤于"补短"。

11. 破窗效应

政治学家威尔逊和犯罪学家凯琳提出了一个"破窗理论"。这个理论认为：如果有人打坏了一个建筑物的窗户玻璃，而这扇窗户又得不到及时维修，别人就可能受到某些暗示性的纵容去打烂更多的窗户玻璃。久而之，这些破窗户就给人造成一种无序的感觉。结果在这种公众麻木不仁的氛围中，犯罪就会滋生。"破窗理论"不仅仅在社会管理中有所应用，而且也被用在现代企业管理中。

心理学家所做的原实验是：将两辆品牌、外形完全一样的汽车停放在类似的环境中，其中一辆的门窗和引擎盖打开，另一辆则保持不动，几天过后，打开门窗和引擎盖的汽车被人破坏，另一辆则完好无损，连车身上的灰尘都未被人动过。但是，当心理学家将这辆车的车窗玻璃打破一个洞，在很短的时间内，车子上所有的车窗玻璃均被人打破，车内的物品也被洗劫一空。既然是坏的东西，让它再破一些也无妨，这就是著名的破窗效应。

破窗效应给人的启示是：完美的东西，大家会去维护它，舍不得去破坏；但对于有残缺的东西则不然，大家会加速它的破坏。

12. 南风效应

法国作家拉·封丹曾写过一则寓言，讲的是北风和南风比威力，看谁能让行人把身上的大衣脱掉。北风首先来一个冷风凛凛、寒冷刺骨，结果行人为了抵御北风的侵袭，便把大衣裹得紧紧的。南风则徐徐吹动，顿时风和日丽，行人因为觉得很暖和，所以开始解开纽扣，继而脱掉大衣。结果很明显，南风获得了胜利。这就是"南风效应"这一社会心理学概念的出处。"南风效应"给人们的启示是：在处理人与人之间关系时，要特别注意讲究方法。北风和南风都要使行人脱掉大衣，但由于方法不一样，结果大相径庭。比如：有些同学与大家在一起时很凶很要强，一次、两次可能因为你很凶，占了上风，但不久你就会发现你已经失去了朋友。我们还可以看到，在与别人发生矛盾时，各不相让，到最后往往是两败俱伤，想想如果学学"南风"两人平心静气地好好谈谈，结果是否会好许多呢？

13. 登门槛效应

当个体先接受了一个小的要求后，为保持形象的一致，他可能会接受一项更重大、更不合意的要求，这就是登门槛效应，又称得寸进尺效应。1966 年，美国社会心理学家弗里德曼和弗雷瑟让两位大学生访问郊区的一些家庭主妇。其中一位首先请求家庭主妇将一个小标签贴在窗户上或在一个关于安全驾驶的请愿书上签名，这是一个小的、无害的要求。两周后，另一位大学生再次访问家庭主妇，要求她们在今后的两周时间里在院内竖立一个呼吁安全驾驶的大招牌。该招牌很不美观，这是一个大要求。结果答应了第一项请求的人中有 55% 的人接受了这项要求，而那些第一次没被访问的家庭主妇中只有 17% 的人接受了该要求。

这个实验说明人们都有保持自己形象一致的愿望，一旦表现出助人、合作的言行，即便别人后来的要求有些过分，人们也愿意接受。这种效应在现实生活中也存在，当顾客选购衣服时，精明的售货员为打消顾客的顾虑，"慷慨"地让顾客试一试。当顾客将衣服穿在身上时，他会称赞该衣服很合适，并周到地为你服务。在这种情况下，当他劝你买下时，很多顾客难以拒绝。

有经验的教师在做学生工作时也是这样，他总是先让学生承诺完成一件比较容易的任务，待到任务完成后，他会再接着提出更大的要求。

14. 旁观者效应

利他行为受到许多环境因素的影响，其中一个影响因素便是"旁观者效应"。旁观者效应指的是个体对于紧急事态的反应，在单个人时与同其他人在一起时是不同的。由于他人在场，个体会抑制利他行为。

是什么阻碍了人们采取行动提供帮助呢？对这种现象的一个解释就是责任扩散。我们说，为了对处于困境中的人提供帮助，个体必须感到自己有责任采取行动。但是，当有许多人在场时，就造成了责任扩散，即个体不清楚到底谁应该采取行动。帮助人的责任被扩散到每个旁观者身上，这样每一个人都减少了帮助的责任，容易造成等待别人去帮助或互相推诿的情况。第二个解释是对举止失措的害怕。在任何紧急事态中，为了作出反应，就必须把自己正在做的事情停下来，去从事某种不寻常的、没有预料到的、超出常规的行为。在单个人时，他可以毫不犹豫地采取行动，但由于其他人在场，他会比较冷静，观察一下其他人的反应，以免举止失措而受到嘲笑。

15. 瓦拉赫效应

奥托·瓦拉赫是诺贝尔化学奖获得者，他的成才过程极富传奇色彩。瓦拉赫在开始读中学时，父母为他选择的是一条文学之路，不料一个学期下来，老师为他写下了这样的评语："瓦拉赫很用功，但过分拘泥，这样的人即使有着完善的品德，也绝不可能在文学上发挥出来。"此时，父母只好尊重儿子的意见，让他改学油画。可瓦拉赫既不善于构图，又不会润色，对艺术的理解力也不强，成绩在班上是倒数第一，学校的评语更是令人难以接受："你是绘画艺术方面的不可造就之才"。面对如此"笨拙"的学生，绝大部分老师认为他已成才无望，只有化学老师认为他做事一丝不苟，具备做好化学实验应有的品格，建议他试学化学，父母接受了化学老师的建议。这下，瓦拉赫智慧的火花一下被点着了。文学艺术的"不可造就之才"一下子就变成了公认的化学方面的"前程远大的高才生"。

瓦拉赫的成功，说明这样一个道理：学生的智能发展都是不均衡的，都有智能的强点和弱点，他们一旦发现自己智能的最佳点，使智能潜力得到充分的发挥，便可取得惊人的成绩。这一现象人们称为"瓦拉赫效应"。

16. 投射效应

在一家出版社的选题讨论中，出现了这样一种有趣的现象。

编辑们列出他们认为最重要的一个选题，分别为：

编辑 A 正在参加成人教育以攻读第二学位，他的选题是"怎样写毕业论文"；

编辑 B 的女儿正在上幼儿园，她的选题是"学龄前儿童教育丛书"；

编辑 C 是围棋迷，他的选题是"聂卫平棋路分析"。

心理学研究发现，人们在日常生活中常常不自觉地把自己的心理特征（如个性、好恶、欲望、观念、情绪等）归属到别人身上，认为别人也具有同样的特征，如：自己喜欢说谎，就认为别人也总是在骗自己；自己自我感觉良好，就认为别人也都认为自己很出色……心理学家们称这种心理现象为"投射效应"。

由于投射效应的存在，我们常常可以从一个人对别人的看法中来推测这个人的真正意图或心理特征。有一个有趣的故事，宋代著名学者苏东坡和佛印和尚是好朋友，一天，苏东坡去拜访佛印，与佛印相对而坐，苏东坡对佛印开玩笑说："我看见你是一堆狗屎。"而佛印则微笑着说："我看你是一尊金佛。"苏东坡觉得自己占了便宜，很是得意。回家以后，苏东坡得意地向妹妹提起这件事，苏小妹说："哥哥你错了。佛家说'佛心自现'，你看别人是什么，就表示你看自己是什么。"

由于人都有一定的共同性，都有一些相同的欲望和要求。所以，在很多情况下，我们对别人作出的推测都是比较准确的，但是，人毕竟有差异，因此推测总会有出错的时候。《庄子》中有这样一个故事：尧到华山视察，华封人祝他"长寿、富贵、多男子"，尧都辞谢了；华封人说："寿、福、多男子，人之所欲也；汝独能不欲，何邪？"尧说："多男子则多惧，富则多事，寿则多辱。是三者，非所以美德也，故辞。"人的心理特征各不相同，即使是"福、寿"等基本的目标，也不能随意"投射"给任何人。但在日常生活中，我们却常常错误地把自己的想法和意愿投射到别人身上：自己喜欢的人，以为别人也喜欢，总是疑神疑鬼，莫名其妙地吃一些飞醋；父母总喜欢为子女设计前途、选择学校和职业。

17. 巴纳姆效应

我们先来看一个心理学家所做的实验：这位心理学家给一群人做完明尼苏达多相人格测验后，拿出两份结果让参加者判断哪一份是自己的结果。事实上，一份是参加者自己的结果，另一份是多数人的回答平均起来的结果。实验结果是，多数参加者竟然都认为后者更准确地表达了自己的人格特征。这种现象让人们联想到一位名叫肖曼·巴纳姆的著名杂技师，他在评价自己的表演时说，他之所以很受欢迎是因为节目中包含了每个人都喜欢的成分，所以他使得"每一分钟都有人上当受骗"。所以，在心理学上，这种人们常常认为笼统的、一般性的人格描述十分准确地揭示了自己的特点的倾向，被称为"巴纳姆效应"。大多数算命先生都是使用这一招，现在你知道了这个心理学常识，就可以用来辨别生活中所谓的"算命先生"啦。

18.霍桑效应

心理学家通过实验的研究结果否定了传统管理理论对于人的假设，表明了工人不是被动的、孤立的个体，他们的行为不仅仅受工资的刺激；影响生产效率的最重要因素不是待遇和工作条件，而是工作中的人际关系。

实验的经过和分析如下：

为了调查研究各种工作条件对生产率的影响，美国西方电器公司霍桑工厂一个大车间的六名女工被选为实验的被试者。实验持续了一年多。这些女工的工作是装配电话机中的继电器。首先让她们在一个一般的车间里工作两星期，测出她们的正常生产率。然后把她们安排到一个特殊的测量室工作5个星期，这里除了可以测量每个女工的生产情况外，其他条件都与一般车间相同，即工作条件没有变化。接着进入第三个时期，改变了对女工们支付工资的方法。以前女工的薪水依赖于整个车间工人的生产量，现在只依赖于她们六个人的生产量。在第四个时期，在工作中安排女工上午、下午各一次5分钟的工间休息。第五个时期，把工间休息延长为10分钟。第六个时期，建立了六个5分钟休息时间制度。第七个时期，公司为女工提供一顿简单的午餐。在随后的三个时期每天让女工提前半小时下班。第十一个时期，建立了每周工作5天的制度。最后第十二个时期，原来的一切工作条件又全恢复了，重新回到第一个时期。老板是想通过这一实验来寻找一种提高工人生产效率的生产方式。的确，工作效率会受工作条件的影响，然而，出乎意料的是不管条件怎么改变，如增加或减少工间休息，延长或缩短工作日，每一个实验时期的生产率都比前一个时期要高，女工们工作越来越努力，效率越来越高，根本就没关注过生产条件的变化。

19.期望效应

又称为"皮格马利翁效应"或"罗森塔尔效应"。

皮格马利翁是古代塞浦路斯的一位善于雕刻的国王，由于他把全部热情和希望放在自己雕刻的少女雕像上，后来竟使这座雕像活了起来。心理学家罗森塔尔和雅各布森称之为"皮格马利翁效应"。

罗森塔尔及其同事要求教师们对他们所教的小学生进行智力测验。他们告诉教师们说，班上有些学生属于大器晚成者，并把这些学生的名字念给老师听。罗森塔尔认为，这些学生的学习成绩有望得到改善。自从罗森塔尔宣布大器晚成者的名单之后，罗森塔尔就再也没有和这些学生接触过，老师们也再没有提起过这件事。事实上所有大器晚成者的名单，是从一个班级的学生中随机挑选出来的，他们与班上其他学生没有显著不同。可是当学期末，再次对这些学生进行智力测验时，他们的成绩显著优于第一次测得的结果。这种结局是怎样造成的呢？罗森塔尔认为，这可能是因为老师们认为这些大器晚成的学生开始崭露头角，予以特别照顾和关怀，所以使他们的成绩得以改善。皮格马利翁效应和罗森塔尔效应都反映了期望的作用，所以又称为"期望效应"。

20. 鲶鱼效应

水池里养着一群鱼，由于缺乏外界刺激，这些鱼变得死气沉沉，容易死亡。渔民偶然把几条鲶鱼放在这群鱼里，却发现一个奇怪的现象：由于鲶鱼喜欢挤来挤去，整个水池里的鱼都被带动起来而显得生机勃勃，所以渔民喜欢放几条鲶鱼在里面增加全体鱼的活力与寿命。在经济、文化等活动中引入竞争机制，也会产生鲶鱼效应。

21. 马太效应

1973 年，美国科学史研究者默顿用这句话概括了一种社会心理现象："对已有相当声誉的科学家作出的科学贡献给予的荣誉越来越多，而对那些未出名的科学家则不承认他们的成绩。"默顿将这种社会心理现象命名为"马太效应"，这样的命名来源于一则圣经故事。

《圣经·马太福音》有这样一则故事：一个富翁给他的三个仆人每人一锭银子去做生意。一年后他召集仆人想知道他们各自赚了多少，其中第一个人赚了十锭银子，第二个人赚了五锭，最后一个人用手巾包了那锭银子，捂了一年没赚一个子儿，这位富翁就命令后者把那锭银子交给赚钱最多者。该书第二十五章说："凡有的，还要加给他叫他多余；没有的，连他所有的也要夺过来。"

22. 人际交往的多看效应

在许多人眼中，喜新厌旧是人的天性。然而，事实果真是如此吗？

20世纪60年代，心理学家查荣茨做过一个实验：先向被试者出示一些照片，有的照片出现了20多次，有的出现了10多次，有的只出现一两次，然后请被试者评价对照片的喜爱程度，结果发现，被试更喜欢那些看过好多次的照片，即看的次数增加了喜欢的程度。

这种对越熟悉的东西就越喜欢的现象，心理学上称为"多看效应"。在人际交往中，如果你细心观察就会发现，那些人缘很好的人，往往将多看效应发挥得淋漓尽致：他们善于制造双方接触的机会以提高彼此间的熟悉度，然后互相产生更强的吸引力。

人际吸引难道真的如此简单吗？有社会心理学的实验佐证：在一所大学的女生宿舍楼里，心理学家随机找了几个寝室，发给她们不同口味的饮料，然后要求这几个寝室的女生，可以以品尝饮料为由，在这些寝室间互相走动，但见面时不得交谈。一段时间后，心理学家评估她们之间熟悉和喜欢的程度，结果发现：见面的次数越多，互相喜欢的程度越大；见面的次数越少或根本没有，相互喜欢的程度也较低。

可见，若想增强人际吸引，就要留心提高自己在别人面前的熟悉度，这样可以增加别人喜欢你的程度。因此，一个自我封闭的人或是一个面对他人就逃避和退缩的人，由于不易让人亲近而令人费解，也就不太讨人喜欢。

当然，多看效应发挥作用的前提是首因效应要好，若给人的第一印象不好，则见面越多就越招人讨厌，多看效应反而起了副作用。

23. 语言的"沉睡效应"

现在的媒体空前发达，电视台、电台、报纸、杂志等媒介非常普遍，用"信息爆炸"已经不足以说明现在信息总量的宏大以及信息传播速度的迅猛。面对各种信息，人们都有一个接收、感知、认可或者摒弃的过程，我们有一句成语叫"十人成虎"，是说一个人对你说有老虎来了，你不会相信，但是如果有十个人对你说有老虎来了，你就会相信。这是怎么一回事呢？

心理学家们发现无论什么信息，它的可信度都会随着时间的推移而改变，这就是心理学上的语言"沉睡效应"，指一个人在接受某一条信息之后，随着时间的推移，记忆里面只留下信息的内容，围绕信息的其他信息就会逐渐淡薄。

比如，男孩子小M突然对相识不久的女孩小D表白："我很喜欢你""我非常爱你""你太漂亮了"……小D的反应会怎样？

很多女孩子会像小D一样反应十分局促——"他会不会对任何人都说这样的话？""这么快就说这样的话，太轻浮了！"小D的反应很正常，但她会一直这样坚持自己的这个立场吗？

不一定。随着时间的推移，"可信度低"会被遗忘——"谁说的""怎么说的""在哪里说的"等因素都会被遗忘，留在小D记忆里的是"我喜欢你""你太美了"等这些核心词语。这些记忆会带来单纯的喜悦和愉快。

当小D再一次被小M赞美并且表白时，她就会想起"他以前也是这么说的"，赞美之人不会被人轻易忘记。此时此刻，她想到的不是"这个人说的话还是不可靠"，而是"上次夸得我美滋滋的人就是他啊！"这样一来，小M给小D的好印象就像滚雪球一样越来越大。

利用语言的心理 "沉睡效应"，就是夸了又夸，反复赞美。当然，我不是鼓励读者朋友去肆无忌惮地阿谀奉承，而是希望你也能学会"沉睡效应"，不要因为担心对方误会，就把赞美之词压抑在心底。即使你的言语很幼稚，词不达意，也要勇敢地向对方表达出来。任何语言和情感，只要能深入对方的心里，时间就会消除掉它周围的杂质，慢慢显露出来的是一颗美丽的钻石。把你的好感告诉对方，最终真情一定可以打动对方的心。

24. 过度理由效应

在日常生活中我们常有这样的体验：亲朋好友帮助我们，我们不觉得奇怪，因为"他是我的亲戚""他是我的朋友"，认为这是理所当然的；但是如果一个陌生人向我们伸出援手，我们却会认为"这个人乐于助人"。

同样，在家庭生活中，妻子和丈夫常常无视对方为自己所做的一切，因为 "这是责任""这是义务"，而不是因为"爱"和"关心"；一旦外人对自己做出类似行为，则会认为这是 "关心"，是"爱"的表示。

为什么会有这么大的区别呢？这就是由于社会心理学上所说的"过度理由效应"。每个人都力图使自己和别人的行为看起来合理，因而总是为行为寻找原因，一旦找到足够的原因，人们就很少再继续找下去，而且，在寻找原因时，总是先找那些显而易见的外在原因，因此，如果外部原因足以对行为进行解释时，人们一般就不会再去寻找内部的原因了。

有这样一个有趣的故事：一位老人在一个小乡村里休养，但附近却住着一些十分顽皮的孩子，他们天天互相追逐打闹，吵闹声使老人无法好好休息，在屡禁不止的情况下，老人想出了一个办法。他把孩子们都叫到一起，告诉他们谁叫的声音越大，谁得到的报酬就越多，他每次都根据孩子们吵闹的情况给予不同的奖励。当孩子们已经习惯于获取奖励的时候，老人开始逐渐减少所给的奖励，最后无论孩子们怎么吵，老人一分钱也不给。结果，孩子们认为受到的待遇越来越不公正，认为"不给钱了谁还给你叫"，再也不到老人所住的房子附近大声吵闹了。

老人这就是巧妙地利用了过度理由效应。对于这些孩子，他们如果只用外在理由（得到报酬）来解释自己的行为（吵闹），那么，一旦外在理由不再存在（没有报酬了），这种行为也将趋于终止。因此，如果我们希望某种行为得以保持，就不要给它足够的外部理由。

25.罗密欧与朱丽叶效应

莎士比亚的名剧《罗密欧与朱丽叶》描写了罗密欧与朱丽叶的爱情悲剧，他们彼此相爱，但由于两家是世仇，感情得不到家里其他成员的认可，双方家长百般阻挠。然而，他们的感情并没有因为家长的干涉而有丝毫的减弱，反而相爱更深，最终双双殉情而死。

在现实生活中，也常常见到这种现象，父母的干涉非但不能减弱恋人之间的爱情，反而使感情得到加强。父母的干涉越多，反对越强烈，恋人们相爱就越深，这种现象被心理学家称为"罗密欧与朱丽叶效应"。

为什么会出现这种现象呢？这是因为人们都有一种自主的需要，都希望自己能够独立自主，而不愿意被人控制，一旦别人越俎代庖，代替自己作出选择，并将这种选择强加于自己时，就会感到主权受到了威胁，从而产生一种心理抗拒，排斥自己被迫选择的事物，同时更加喜欢自己被迫失去的事物，正是这种心理机制导致了罗密欧与朱丽叶的爱情故事一代代的不断上演。

心理学家的研究还发现，越是难以得到的东西，在人们心目中的地位越高，价值越大，对人们越有吸引力，轻易得到的东西或者已经得到的东西，其价值往往会被人所忽视。

因此，婚外恋如果受到干涉，双方反而相爱越深，恨不得天天厮守在一起才好，然而，一旦如愿以偿，真正与自己婚外恋的情人生活在一起，又会觉得情人也不过如此，妻子或许还好一些。

某中学初一年级的两位学生由于相互吸引走到了一起，一开始，老师和家长都竭尽全力干涉，然而，这种干涉反而为两个孩子增加了共同语言，他们更加接近，俨然一对棒打不散的鸳鸯。

后来，校长改变了策略，他将孩子和老师都叫去，没有批评孩子们，反而说老师误会了他们，把纯洁的感情玷污了。过后，这两个孩子还是照样来往，但是没过多久，他们就因为缺乏共同点而渐渐疏远，最终由于发现对方与自己理想中的王子和公主相差太远而分道扬镳。

26.定势效应

请看这样一个问题：一位公安局局长在路边同一位老人谈话，这时跑过来一位小孩，急促地对公安局局长说："你爸爸和我爸爸吵起来了！"老人问："这孩子是你什么人？"公安局局长说："是我儿子。"请你回答：这两个吵架的人和公安局局长是什么关系？

这一问题，在100名被试者中只有两人答对！后来对一个三口之家问这个问题，父母没答对，孩子却很快答了出来："局长是个女的，吵架的一个是局长的丈夫，即孩子的爸爸；另一个是局长的爸爸，即孩子的外公。"

为什么那么多成年人对如此简单问题的解答反而不如孩子呢？这就是定势效应：按照成人的经验，公安局局长应该是男的，从男局长这个心理定势去推想，自然找不到答案；而小孩子没有这方面的经验，也就没有心理定势的限制，因而一下子就找到了正确答案。

心理定势指的是对某一特定活动的准备状态，它可以使我们在从事某些活动时相当熟练，甚至达到自动化，节省很多时间和精力；但同时，心理定势的存在也会束缚我们的思维，使我们只是用常规方法去解决问题，而不求用其他"捷径"突破，因而也会给解决问题带来一些消极影响，文章开头的实验就是一个很好的例子。

　　不仅在思考和解决问题时会出现定势效应，在认识他人、与人交往的过程中也会受心理定势的影响。

　　有位心理学家曾做过这样一个经典的关于"心理定势"的实验：研究者向参加实验的两组大学生出示同一张照片，但在出示照片前，对第一组学生称这个人是一个怙恶不悛的罪犯；而对第二组学生却说这个人是一位大科学家。然后他让两组学生各自用文字描述照片上这个人的相貌。

　　第一组学生的描述：深陷的双眼表明他内心充满仇恨，突出的下巴证明他沿着犯罪道路顽固到底的决心……

　　第二组的描述：深陷的双眼表明此人思想的深度，突出的下巴表明此人在认识道路上克服困难的意志……

　　对同一个人的评价，仅仅因为先前得到的关于此人身份的不同提示，得到的描述竟然有如此戏剧性的差距，可见心理定势对人们认识过程的巨大影响！